한국의 민간요법 연구

김태용

김태용金兌勇

동의대학교 윤리문화학과를 졸업하고 동대학원에서 석사와 박사학위를 받았다. 박사과정 동안 사라져가는 우리 고유의 민간요법에 대한 이론 정립과 현존해 있는 민간요법을 숙지하기 위해 노력하였다.
동의대, 울산대 등에서 재직하였으며, 현재는 영남대학교에 재직 중이다.

한국의 민간요법 연구

초판 1쇄 인쇄 2018. 1. 9.
초판 1쇄 발행 2018. 1. 17.

지은이   김 태 용
펴낸이   김 경 희
펴낸곳   (주)지식산업사
　　　　본사 • 10881, 경기도 파주시 광인사길 53(문발동)
　　　　　　　전화 (031) 955-4226~7 팩스 (031) 955-4228
　　　　서울사무소 • 03044, 서울시 종로구 자하문로6길 18-7
　　　　　　　전화 (02) 734-1978 팩스 (02) 720 7900
　　　　영문문패   www.jisik.co.kr
　　　　전자우편   jsp@jisik.co.kr
　　　　등록번호   1-363
　　　　등록날짜   1969. 5. 8.

책값은 뒤표지에 있습니다.

이 책을 읽고 저자에게 문의하고자 하는 이는
지식산업사 전자우편으로 연락 바랍니다.

한국의 민간요법 연구

김 태 용

지식산업사

책머리에

　민간요법이란 전통적인 공통체가 보유하고 있는 의료지식을 총칭하는 것으로, 문화적·환경적·가족사적 요인이 녹아 있는 자연치료 방법이다. 최근에는 각종 미디어를 통해 민간요법에 대한 관심이 다시 집중되고 있으며 현대의학의 한계와 의료 불균형을 해소할 수 있는 한 방안으로 민간요법이 대두되고 있다.

　이는 민간요법의 치료가 원인과 치료법이 알려지지 않은 일부 만성질환에 대한 치료효능을 가시적으로 나타내고 있기 때문이다. 또한 민간요법은 대중의 자가치료를 통한 건강보전과 경제적 수익창출 면에서 의료산업의 한 분야로 현실적인 기여를 하고 있다. 현재 세계 여러 나라에서는 현대의학의 한계를 보완하는 보완대체의학의 근거로서 민간요법을 제도적으로 육성시켜 치료에 적극적으로 적용하고 있으며, 민간요법의 치료 방법을 경제성장의 동력으로 활용하기 위해 연구 개발 및 상품화를 시행하고 있다.

　민간요법은 이 땅에서 우리의 선조가 삶을 시작하면서부터 이어져 왔으며, 조선 시대까지만 해도 민간에서부터 왕실에 이르기까지 질병을 치료하기 위한 수단으로 사용되었다는 것은 우리의 사서(史書)를 통해 유추할 수 있다.

하지만 서양의학이 도입되면서 민간요법은 제도권에 밀려 '비과학적인 의술', '검증이 되지 않은 치료법'이라는 잘못된 인식 때문에, 사회 저변에서 활용되며 빛을 보지 못하였다. 그러나 광복 이후 민간요법에 대한 중요성을 인식하고 그에 따른 연구가 시작되었으며, 현재에는 서양의학의 난점(難點)을 해결하는 하나의 길로 부각(浮刻)되고 있다.

이처럼 우리의 민간요법이 질병의 치유나 예방에 뛰어난 효과를 보이고 있음에도, 약효나 부작용에 대한 정확한 검증이 이루어지지 않고 있는 형편이다. 아울러 체계적인 연구의 미흡과 정부의 무관심 등으로 말미암은 문제점들이 적지 않은 실정이며, 민간요법들이 활성화되어 있는 외국의 경우에 비해 제3의 의료영역으로도 정착되지 못하고 있는 것이 우리의 현실이다.

모두 알다시피 세계의 모든 나라가 자국의 전통의술을 체계화하고 실용화하려는 노력이 그 성과를 나타낸 지도 오래되었다. 이를테면 중국에서는 이미 오래전에 '중의학'이라는 분야를 체계화시켜 자국의 전통의술을 실용화하고 있으며, 일본 역시 보완대체의학 분야에서는 첨단의 연구 업적들을 보유하고 있다. 그뿐만 아니라 선진국에서는 다른 나라들의 사례를 수집하거나 분석하여 자국화의 기술을 도모하고 있다는 사실은 잘 알려져 있다.

이처럼 보완대체의학의 연구나 적용이 활성화되어 있는 나라들과 비교해 보면, 우리의 민간요법에 대한 법적 규율이나 제도적 장치는 턱없이 부족한 상황이며, 이러한 요법을 사용하는 민간요법사들의 치료행위들은 서양 의술 위주의 현행 법률상 위법일 가능성 또한 적지 않다. 이는 곧 사회적, 제도적, 법적 측면에서 민간요법을 제대로 인식해야 함을 의미하는 것이며, 아울러 세계적인 추세에 발맞추어 보완대체의학이 발달한 국가의 선행 의료제도를 참고로 하여 우리의 의료제도를 보완해야 할 필요성이기도 하다.

사실상 오늘날 복지제도나 의료가 발달하고 생활수준 또한 향상되면서 사람들의 건강에 관한 관심이 높아지고는 있지만, 경제적인 문제 때문에 누구나 쉽게 접근할 수 있는 것은 아니다. 이를 생각한다면 우리가 손쉽게 활용할 수 있는 민간요법이라 불리는 수많은 치료법이 불행한 우리의 의료 현실로 말미암아 대부분이 사장되거나 그 맥락이 끊어지고 있다는 것도 안타까운 사실이다.

현재의 민간요법에 대한 지식은 검증되지 않은 인터넷이나 신문, 잡지 등의 언론매체를 통해 유통되고 있다. 그뿐만 아니라 민간요법 분야에 종사한 사람들의 학문적 소양이 낮다는 것과 그와 같은 요법을 전수해줄 만한 사람들조차 이미 고령이라는 점을 생각한다면, 이와 같은 연구를 통하여 제도를 정비하는 것이 우선되어야 할 것이다. 이는 당위적인 측면에서도 그러하지만, 그 맥락을 이을 시간 또한 충분하지 않다는 사실에서 생각한다면 무엇보다도 시급한 일이다.

지금 자유무역협정의 체결 때문에 전 세계의 모든 분야가 개방되고 있으며, 이는 머지않아 우리 역시 모든 분야를 개방해야 함을 의미한다. 따라서 이러한 근본적인 문제를 해결해 나가기 위해서는 민간요법의 제도적 체계화를 위한 연구가 활성화되어야 하며, 이를 바탕으로 민간요법의 현황과 사회적 비중을 고려하여 활용방안을 세워야 할 것이다. 이것이야말로 점점 확산되어 가는 보완대체의학 시장에서 우수하고 오랜 전통을 가진 우리의 민간요법이 우위를 차지하는 길이기 때문이다.

이 책이 나오기까지 많은 이들의 도움을 받았다. 지도교수님이신 김종의 교수님과 박사논문을 지도해 주셨던 류지한, 배철영, 정윤화, 최연주 교수님께 감사드린다. 언제나 따뜻한 격려를 해주신 대학원 선생님들도 잊지 못할 분들이다.

이렇게 책을 낼 수 있는 기회를 마련해 주신 솔벗재단의 심사위원 분들과 이사장님께 감사드린다. 이 책이 나올 수 있도록 도와주신 지식산업사 사장님과 말끔하게 다듬어 주신 김연주 선생님께도 감사드린다.

공부하는 사람보다 지켜보는 사람이 더 힘들다는 것을 부모님을 통해 알게 되었다. 언제나 아들을 믿고 힘이 되어 주신 두 분께 감사의 마음을 올린다. 그리고 묵묵히 지켜봐 주신 장인, 장모님께도 감사드린다.

마지막으로 공부하는 남편을 만나 지금도 만삭의 몸으로 고생하는 사랑하는 아내 정희에게 고마움과 미안한 마음을 전하고자 한다.

언제나 힘이 되어 주는 아들 규민, 딸 라율이 모두 사랑한다.

　그 어떤 말로도 감사의 말을 전할 수 없지만 힘이 되어 주셨던 모든 분들에게 감사의 마음을 드린다.

2017년 11월

김 태 용

차 례

서장 • 13

표 차례

그림 차례

서 장

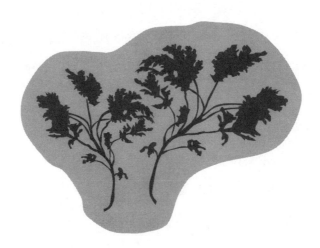

1. 연구 목적과 필요성

'사람은 무엇을 위해 사는가?' 아마도 이 질문에 대한 대답은 사람마다 다를 것이다. 저마다 바라는 인생의 목적은 다양하지만 그래도한 가지는 일치하는 점이 있다. 그것은 삶의 목적을 추구할 때 모두가 기본적으로 자신이 건강하기를 바란다는 것이다. 이 말은 건강을잃으면서까지 인생의 목적을 성취하고자 하는 사람은 아무도 없다는의미이다. 한 번뿐인 소중한 인생에서 그 누구도 질병으로 장애를얻거나, 만성질환에 시달리면서 요양 병상에 누워 사는 것을 원하지않는다. 이처럼 건강유지와 질병의 치유는 모든 이들이 가장 기본적으로 추구하는 욕구이다.

대부분의 현대인은 기본적으로 '건강'에 대해 관심을 갖고 있다.의학의 발달로 100세 장수시대가 도래하였지만 누구나 최상의 건강을 유지하며 살 수 있을 것이라는 보장이 없기 때문이다. 이러한 '건강' 유지의 과제는 한편으로는 선택과 인식의 문제이기도 하다. 왜냐하면 현재 나의 건강에 대한 인식과 이에 따른 의료적 선택에 따라현재와 미래의 건강 상태가 좌우되기 때문이다.

예를 들어 가벼운 감기에 걸렸다면 어떤 사람은 내과, 이비인후과 등 여러 병원에 가서 다양한 신체기관에 작용하는 각종 항생제와 진통제, 해열제, 약의 흡수를 돕는 위장약 등을 처방받아 일주일 정도 복용한다. 이와 달리 어떤 사람은 집에 있는 파뿌리와 배를 삶은 물이나 생강차를 마시고 몸을 따뜻하게 하여 땀을 내는 방법을 택한다. 이는 치료 결과는 동일하지만, 스스로 어떠한 의료 방법을 선택하는가에 따라 신체의 자가면역체계를 강화하였는가, 아니면 한층 더 약화시켰는가라는 두 경우로 나뉜다.

문제는 감기와 같은 질병은 항생제가 필요하지도 않는 바이러스성 질환임에도, 의사들은 지금까지 현대적 의료기관에서 처방받은 약물의 장기 복용이 오히려 내성균주를 만들어낼 수 있다는 위해성[1]을 안내하지 않는다는 사실이다. 더욱이 우리는 비용이 거의 들지 않으면서 몸을 더욱 건강하게 하는 자연치유 방법에 대해서는 현대의 의료기관에서 권고받은 적이 없다는 것이다.

이처럼 선택의 여지가 없는 현대의료의 일상적이고 일률적인 과잉 처방은 감기보다 더 심각한 질병에 걸렸을 때 신체 건강이 회복 가능한가 여부에 근본적이고 부정적인 영향을 미친다. 인간은 다양한 질병에 대해 항생제 등 치료제를 복용하지만, 동시에 병원균 또한 인체에 내성을 만들어 새롭게 진화하고 있다. 따라서 우리의 신체는 더욱 질병에 취약해질 수밖에 없다. 20세기에 들어 인체 병원균을 퇴치함과 동시에 기존의 항생제가 막지 못하는 치명적인 내성

---

[1] 멜빈 코너/소의영 옮김, 《현대 의학의 위기》, 사이언스북스, 2001, p.130.

균이 생기거나, 동물 변종 바이러스가 인간에게 전이되어 죽음에 이르게 하는 에이즈, 조류독감, 인간 광우병(야콥병), 중동기호흡증후군(메르스) 등의 신종 바이러스성 질환이 지속적으로 퍼지는 것이 그 증거이다.

건강은 몸의 일부에 대한 것만을 말하는 것은 아니다. 건강은 '인간의 신체와 정신'에 대한 전체적 이해와 관련된다. 또한 나의 섭식과 외부환경의 요소 및 스트레스 등 심리적 요소, 가족 유전 등 현재의 삶에 대한 직접적인 지표이다. 이처럼 삶의 근본으로서 건강에 대한 인식과 의료의 선택은 우리의 인생을 좌우하지만, 현재 우리의 의료체계는 크게 선택의 여지가 없는 것처럼 보인다. 대부분의 사람들은 병원 의료에 의존하고 있지만, 이러한 제도권의 의료는 여러 가지 문제점을 노출하고 있다.

그것은 국가의 보험제도로 자주 진료하면 건강보험 지급 금액이 늘어나는 '행위별 의료수가 제도'나, 기술적 측면에서 지속적으로 개발되는 고가의 의료시설이나 인체에 유해한 방사능 장비,2) 혹은 의학적으로 개발되는 새로운 항생제 등의 약품 판매와 제약회사의 경제적 이익 추구, 고급화와 대형화된 병·의원의 고비용 경영체제가 현대의학의 과잉 진료, 과잉 수술, 과잉 처방의 주요한 원인이 되고 있다는 점이다. 따라서 이러한 경제적 이익 추구와 밀접하게 관련된

---

2) 〈CT 권하는 사회, 방사선 권하는 사회〉.《부산일보》, 2014. 11. 6 ; 〈돈 때문에 갑상선암 수술 급증한다〉,《의협신문》, 2012. 7. 13 ; 〈갑상선암 과잉진단 논란 후 수술 줄었다〉,《서울신문》, 2015. 4. 24.

현대 의료체제가 사람들에게 신체의 자연적 회복보다는 인공적 위해를 가하는 빈도가 더욱 증가되고 있으며, 이는 개인의 의료 의존도를 높여 경제적 부담을 높이고, 신체적 삶의 질을 하락시키는 결과를 가져오고 있다. 어쩌면 현대 의료체제는 사람들이 질병을 완치하기보다는 만성질환을 유지해야만 고비용의 체제 속에서 존속할 수 있는 것인지도 모른다.

그러나 이 지적은 질병 완치에 대한 현대의학의 기여를 비판하려는 것은 아니다. 현대의학은 분명 질병 회복과 수명 연장에 획기적인 역할을 해 왔고 현재도 하고 있기 때문이다. 문제는 현대의학의 대증요법 등 질병에 대한 획일적 대처와 제도적으로 환자의 의료선택권을 막는 의료체제이며, 이로 말미암아 환자들의 삶의 질은 떨어지게 되는 것이다.

이 책을 쓴 목적은 환자나 일반인의 건강 유지와 질병 치료를 목적으로 한 다양한 의료방법 가운데 우리나라 현대의학에서 도외시하고 있는 민간요법에 대한 새로운 인식을 제안함으로써 현대의학의 한계 및 제도적 문제에 대한 해결 방법을 모색하기 위한 것이다. 현재는 전세계적으로 제도권과 비제도권의 의료 경계가 없어지는 추세이며 수많은 사람들이 지금까지 비과학적이라고 여겨왔던 민간요법의 의료행위를 통해 질병을 치유하고 있기 때문이다.

사실 질병의 치료에 대해 의료인들과 환자들, 그리고 그 이외의 구성원들이 각자 치유경험을 가지고 서로 유용한 제안들을 하지만, 현실적으로는 거의 반영되지 않고 있다. 이는 건강의 회복과 질병치료를 목적으로 다양한 관점에서 의견소통이 필요하지만, 제도적으로 공인된 의료행위만이 허가되고 있기 때문이다. 인체의 질병 치유에는 전통적으로 효과가 입증된 수많은 다양한 방법들이 '민간요법'이라는 이름으로 전해져서 활용되고 있으나, 현실적 적용에 필요한 '소통' 부재로 인해 전통적인 치유 방법들은 소실될 위기에 처하고 있다.

근대 이전까지 특별한 국가적 의료제도가 없거나, 약품이 부족했던 시기에는 건강한 생활과 질병의 치유를 위해 민간의 경험에서 선택되고 습득된 관습적 민간치료 지식이 대중적으로 널리 행해지고 세대별로 전승과 소멸을 거듭해 왔다. '민간요법'은 이렇게 수천 년에 이어져 존재해 왔으며 기존 정통 의학과는 다른 방법으로 민간의 전승과 재구성을 통해 행해져 왔던 전통적 의료행위이다.

지금까지 학자들이 말하는 민간요법에 관한 공통된 정의는 '세대를 걸쳐 경험적 효과가 널리 인정된 하나의 전통적 지식이자 지식자원'으로, '서양에서 민간요법은 보완대체의학의 범주 안에서 존재하나 동양에서 민간요법은 한의학과 적극적이거나 소극적인 역할의 차이만 있을 뿐 같은 이론적 범주에 있다'[3]는 것이다.

민간요법은 삶을 영위하는 과정에서 의식적이거나 무의식적인 일종의 경험을 통하여 얻어진 자연요법이다. 의학기술이 발달하지 못한 과거에는 질병으로 말미암은 사망률이 높았으며, 국민의 평균 수명은 낮았다. 이는 외과적 치료나 멸균형태의 치료에 대한 개념이

---

3) 오세창, 〈韓醫學에서의 民間療法 位相設定 및 受容方案〉, 대구한의대학교 박사학위 논문, 2001, p.4.

없었던 전통의학적 치료의 한계도 있었지만, 오늘날과 달리 상하수 정화시설이 미비하고 생활위생 관념이 낮았던 것도 큰 원인이었다. 그러나 아직도 많은 이들이 민간요법을 전통적 지식의 관점에서 보기보다는 비과학적인 것으로 인식하여 금기시하거나, 또는 주술적 민간요법의 치료행위에 대해서는 주술신앙의 한 형태로 간주하고 있다. 이러한 인식은 민간요법의 전승을 어렵게 하는 요인이 되어, 치료효과가 뛰어난 수많은 민간요법들이 소멸하는 원인이 되고 있다.

하지만 현대의 민간요법은 치료법이라는 측면에서 일부 만성질환이나 새로운 질병들에 대한 치료효능을 가시적으로 나타내고 있다. 또한 자가치료 및 건강보전의 활동 분야에서 전 세계적으로 수익을 창출하고 있기 때문에 이에 대한 현실적인 연구와 제도적 보완이 필요하다.

세계 의료시장에서 점차 민간요법을 긍정적으로 수용함에 따라 국내에서도 민간요법에 대한 관심은 점차 확대되고 있다. 그러므로 우수한 민간요법을 연구하여 임상에 적용하고 일상적으로 행해지는 안전한 민간요법을 더욱 활성화하는 방안이 필요하지만, 현재는 양·한방의 두 의료체제에서 민간요법의 적용에 대한 뚜렷한 법적·제도적 보호가 없는 실정이다. 따라서 기존 현대의학의 한계를 인식하고, 전 세계적인 민간요법의 산업화 추이에 따라 국내의 민간요법을 제도적으로 발전시켜 나간다면, 민간요법은 우리의 삶 속에서 과학적으로 검증된 임상효과를 통한 질병 치료와 예방의학적 차원의 건강 유지 및 생활습관의 개선에 기여할 수 있을 것이다.

2. 선행 연구 분석 및 방법

현대 의료체계가 발달한 오늘날에도 많은 국가들은 민간요법과 전통의학에 대한 관심이 높다. 현재는 정통의학에서 치료하지 못하는 질병에 대해 민간요법으로 완치되는 사례가 증가함으로써 민간요법에 관한 환자의 인식도 점점 변화하고 있다. 또한 미국, 중국, 일본 등의 학술지에서는 "민간요법 및 전통의학을 어떻게 활용할 것인가" 라는 주제로 연구가 활발히 진행되고 있으며, 학계뿐만 아니라 의료종사자 및 환자 등 수많은 구성원들이 민간요법을 더욱 과학적으로 치료하는 개발 및 연구에 관심을 가지고 있다.

우리나라의 민간요법에 대한 역사적인 연구를 살펴보면, 먼저 조선시대까지는 왕실과 지식인 계층의 주도 아래 백성들의 치료에 실제 적용하기 위해 연구되었다. 당시는 알기 어려운 전문적인 의료지식보다는 민간에서 스스로 질병을 치료할 수 있는 손쉬운 의료지식을 보급하기 위해 민간요법이 연구되고 활용되었다. 일제강점기에는 서양식 의료기관이 설립되어 이에 대한 연구는 거의 없었다. 해방 이후 1990년대 이전에는 민간요법에 대한 연구가 간헐적으로 진행되었으나, 90년대 이후부터 현재까지는 민간요법의 범주 안에서 각각 연구되거나 보완대체의학의 범주에서 관련 연구가 진행되고 있다.

보완대체의학의 범주에서 진행되는 민간요법 연구는 민간요법의 특성상, 특정 공간에서 벌어지고 있는 현상에 초점을 두고 있어 시대의 흐름과 시대적 배경이라는 통시적인 관점에서 전승이나 소실 등 변화에 대한 연구는 거의 없는 실정이다.

또한 민간요법의 연구에서는 용어의 통일성이 이루어지지 않고 있다. 연구된 논문은 총 109편이며, 그 가운데 82편의 논문에서는 '보완대체요법', '보완요법', '보완대체의학', '대체요법', '대체의학' 등의 용어가 사용되었다. 나머지 27편의 연구에서는 '민간요법', '민간의료', '전통의학', '민속요법' 등의 용어를 사용하여 연구가 진행되었다.

이들 논문을 종합해 보면 '보완대체의학'이라는 용어가 사용되기 시작한 것은 1998년부터이며, 2000년 이후부터는 '민간요법'보다 '보완대체의학'이라는 용어로 연구하는 경향이 나타났다. '전통적인 민간의 치료요법'을 의미하는 통일된 용어가 없기 때문에 이들 연구에서 '민간요법'에 대한 다양한 용어들은 대부분 같은 개념을 공유하고 있다. 그러나 이러한 용어의 다양성은 '민간요법'에 대한 의미의 혼란을 가중시키는 문제점을 내포하고 있다.

한편 인류학과 민속학, 역사학 등의 인문학뿐만 아니라 한의학, 예방의학, 약학 등의 자연과학 분야에서 민간요법에 대한 선행연구가 있다. 인문학의 관점에서는 의료 민속과 민간요법의 수집[4] 및 민간

---

4) 경기도박물관, 〈민간의료와 속신〉,《경기민속지》, 1998 ; 국립문화재연구소,《민

의료의 역사적 실재,5) 민간요법 전승실태와 치료행위6) 등을 중심으로 연구되어 왔으며, 자연과학의 관점에서는 주로 민간요법의 임상적 분석7)과 약리적 특성8)에 주목하여 연구가 진행되었다.

또한 민간요법에 대한 지역별 연구는 경상도 5편,9) 경기도 4편,10)

간의약》, 신유, 1997 ; 권이구·강지현, 〈울릉도민의 1차적 의료체계와 민간요법〉, 《울릉도 독도의 종합적 연구》, 1998 ; 김형주, 〈민간주술요법과 그 형태 유형 : 부안지방의 자료를 중심으로〉, 《비교민속학》 13, 1996 ; 남양주시, 〈민간의료와 속신〉, 《남양주시사》 3, 2000 ; 문화재관리국, 《한국민속종합조사보고서》, 문화재관리국, 1969 ; 엄수경, 〈고창군 해리면의 민간요법〉, 《남도민속연구》 20, 2010 ; 엄수경, 〈남원시 운봉읍의 민간요법〉, 《남도민속연구》 18, 2009 ; 이시영, 《조상들의 민간요법》, 대광, 2008 ; 한지원·김진희·이상훈, 〈전통 민간요법 발굴 및 활용을 위한 기초연구〉, 《인문콘텐츠》 제30호, 2013.
5) 김대원, 〈18세기 민간의료의 성장〉, 《한국사론》 39, 1998 ; 원보영, 〈조선후기 지역 민간의료 체계의 발전사〉, 《국사관논총》 제107집, 2005 ; 이현숙, 〈고려시대 관료제하의 의료와 민간의료〉, 《동방학지》 139, 2007 ; 정연식, 〈조선시대의 천연두와 민간의료〉, 《인문논총》 14, 2005.
6) 김상돈, 〈충북 옥천지역의 민간요법 전승 실태와 그 성격〉, 한남대학교 교육대학원 석사학위논문, 2002 ; 김태곤, 〈民間醫療의 實態와 原理 - 信仰治療를 中心으로〉, 《정신건강연구》, 1983, 김태용, 〈民間療法의 體系化에 대한 硏究〉, 동의대학교 석사학위논문, 2010, 박경용, 〈산청(山淸)지역 민간요법의 실재와 전승양상〉, 《실천민속학연구》 18, 2011, 박경용, 〈생애사적 맥락을 통해 본 전통지식으로서의 민간요법〉, 《역사민속학》 제38호, 2012 ; 백춘기, 〈지리산권 민간요법 활용실태에 관한 연구〉, 대전대학교 보건스포츠대학원 석사학위논문, 2005 ; 오정미·김기덕, 〈민간요법의 현대적 존재양상의 일고찰 : 이의영 촌장의 '명품 산야초'를 중심으로〉, 《통일인문학논총》 제57집, 2014 ; 원보영, 〈민간의 질병 인식과 치료행위에 관한 의료 민속학적 연구〉, 한국학중앙연구원 한국학대학원 박사학위논문, 2008.
7) 고보경 외, 〈아토피 피부염 환자의 민간요법에 관한 연구〉, 《대한피부과학회지》 39, 2001 ; 고정의·김광중, 〈한의학 임상틀에 따른 민간요법 분석 : 부인과 질환에 사용할 수 있는 민간요법을 중심으로〉, 《제한동의학술원논문집》 3-1, 1998 ; 박미진·정복례, 〈유방암환자의 민간요법〉, 《한국간호과학회지》 25-3, 1998.
8) 안덕균, 《한국의 민간요법》, 대원사, 1991 ; 의과학원 동의학연구소, 《韓國의 民間療法》, 가서원, 1991 ; 진태준, 《제주도의 민간요법》, 의원사, 1977.
9) 김승찬, 〈가덕도의 기층문화조사〉, 《국어국문학》 27, 1990 ; 권이구·강지현, 앞

전라도 4편,11) 충청도 3편,12) 제주도 1편13) 등으로, 각 지역의 특색

있는 치료 방법들이 소개되었다. 이와 같은 민간요법에 대한 선행연

구는 다양한 분야와 넓은 지역을 바탕으로 하였지만, 대부분은 민간

요법의 치료 효과에 대한 검증을 위주로 하기보다는 치료요법을 나

열하여 정리하는 것에 그치고 있다는 한계가 있다.

국내의 민간요법에 대한 연구는 대중 서적의 출판을 통해 더 활발

하게 이루어지고 있다. 저자는 민간요법 전문가 및 일반인이며, 그

내용은 민간요법에 대한 본질적 접근보다는 사회적 여건에 부합되는

수집과 정리 위주이다. 그러나 일부 비전문적인 저자들의 지나친 과

대선전으로 실제적인 치료효과가 기대에 부응하지 못하고 있어 시급

히 시정해야 할 문제점으로 대두되고 있다.

민간요법은 편의성과 실효성을 가지고 있지만 기본적으로 인체에

대한 작용을 전제로 하기 때문에 일반인의 오용(誤用)에 대한 부작

용을 최소화하기 위한 방안이 마련되어야 할 것이다. 이처럼 검증이

의 논문 ; 백춘기, 앞의 논문 ; 이태호·이혜영, 〈진복 1리 답사 보고서〉, 《민속
학연구》 4-1, 1998 ; 이헌홍·김승찬·조태흠, 〈창녕지역의 기층문화〉, 《韓國文化
硏究》 7, 1995.

10) 조성선, 〈경기도 고양군의 민속〉, 《畿甸文化硏究》 17, 1988 ; 조성선, 〈경기도 광
주군의 민속〉, 《畿甸文化硏究》 14, 1985 ; 조성선, 〈경기도 김포군의 민속〉, 《畿甸
文化硏究》 15, 1986 ; 조성선, 〈경기도 파주군의 민속〉, 《畿甸文化硏究》 16, 1987.

11) 엄수경, 앞의 논문(2009), 엄수경, 앞의 논문(2010) ; 김형주, 앞의 논문 ; 이
규창, 〈한국의속 조사연구 : 전북지방을 대상으로〉, 《군산대 논문집》 7, 1984.

12) 이경우·이기설·박희, 〈진천군 민속조사 보고서〉, 《鎭川의 民俗》 1997, 1997 ;
충청매장문화재연구원, 〈천안 유통단지 예정부지 내 문화유적 지표조사보고서〉,
《한국토지공사》, 2000 ; 김상돈, 앞의 논문.

13) 이두진, 〈제주 아홉고랑풀의 사례를 통해 본 약초 지식의 탄생〉, 《한국학연구》
37, 2011.

미흡한 민간요법이 소개되는 것도 문제이지만, 뛰어난 민간요법의 계승과 발전을 추구하기보다는 상업적인 측면에서 민간요법을 수집·정리하는 서적이 많은 것 또한 문제이다. 때문에 민간요법에 대한 신뢰도가 낮아짐으로써 인식을 왜곡시키는 결과를 낳는다.

한편으로 근래 출판되는 관련 서적 가운데에는 민속의 일부로 민간요법의 내용을 수집한 것들도 있다. 이는 민간요법을 하나의 무형문화나 전통적 지식의 관점으로 보기보다는 지금까지 민간요법을 전승해 온 연로한 민간요법사들의 자연 사멸 전에 경험적 지식의 보존을 주요한 목적으로 삼기 때문이다. 전통적 민간요법이 민속의 범주에 속할 수 있으나, 의료문화의 한 분야인 민간요법이 독립된 관점에서 다루어지지 못했음은 아쉬운 점이 있다.

이처럼 선행연구에서는 용어의 난무, 민간요법 자체적 연구의 한계, 검증되지 않은 과장된 민간요법의 소개 등 여러 가지 문제점을 내포하고 있다. 이를 보완하기 위하여 이 책에서는 먼저 민간요법에 대한 개념을 정의하고, 옛 문헌에서 민간요법의 의미를 파악하며, 현재 우리나라에서 시행되는 민간요법을 조사하여 역할의 당위성을 찾고 이를 활용할 수 있는 연구를 진행하려 하였다.

다음으로 비제도권에서 시행되는 민간요법의 의의를 밝히고, 현대 민간요법에 대한 제도적 보호가 이루어져야 함을 논의하였다. 또한 이 책에서는 민간요법의 연구 현황 및 민간요법 활용의 세계적 동향에 대해서 살펴보고, 이를 바탕으로 우리나라 민간요법의 활성화 방안을 구체적으로 제기해 보고자 한다.

제2장 민간요법의 개념과 의의

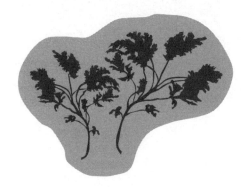

오늘날 쉽고 편리한 현행 의료의 치료 대신 개별적·자연 친화적인 의료 방법을 찾고자 하는 유행이 점점 늘어나고 있다. 이런 변화는 정보의 개방으로 인체의 자연치유에 대한 인식이 확산되었기 때문이기도 하지만, 전인체적 치료가 아닌 신체 일부 치료, 과다한 항생제 처방이나 과다한 수술, 과다 진료비 등 현대적 의료체계가 안고 있는 문제점을 현실적으로 체감하였기 때문이다. 이러한 현대 의료의 한계 극복을 위한 하나의 대안으로 이제 전통 민간요법을 통한 치유방법을 재해석하고자 하는 시대적 경향이 확산되는 추세이다. 따라서 전통 치료법인 민간요법에 대한 이론적 배경을 밝히는 것은 전승되거나 개인에 의해 재창조되는 민간요법을 체계화하기 위한 구체적인 자료(데이터)로서 가치를 지닌다.

1. 민간요법의 개념

민간요법의 개념에는 다양한 정의가 존재한다. 현재 민간요법을 의미하는 단어는 '민간요법', '보완요법', '보완대체의학', '대체요법', '대체의학', '민간의료', '전통의학', '민속요법' 등 다양하다. 그러나 이 책에서는 민간요법의 치료법, 제도적인 보호, 전 세계적인 민간요법의 활용 측면에서 '민간요법'이 두 가지의 개념을 함의한다고 정의하고자 한다. 민간요법에 대해 이러한 정의를 내린 이유는 이 정의가 우리나라의 민간요법이 처한 현실과 문제점을 고스란히 반영하고 있기 때문이다.

이 책에서 밝히는 '민간요법'의 정의는 아래와 같다.

〈표-1〉 민간요법의 정의

1. 지역 전통 민간요법	각 지역의 민간에서 전통적으로 행하는 손쉬운 경험적 치료법
2. 보완대체의학	현대의학이 지닌 한계를 보완하는 의료행위로 각 민족 고유의 전통적인 민간요법

첫 번째의 '민간요법'은 민간에서 자생하는 전통의 민간 치료법이
다. '민간요법'이라는 용어는 우리 조상들의 전통 의료지식 가운데에
서 효험이 있는 경험의학으로,[1] 병의 예방과 치료를 위한 민간의 손
쉬운 치료요법이다.[2] 한 조사에 따르면 치료의 적용이 일상적 소재
와 행위로 이루어지는 광범위한 전통적 의료지식에 대하여 일반인들
은 이 용어가 적절하다고 답변하였다.[3]

지역 전통의 민간요법은 오랜 세월에 걸쳐 수많은 시행착오 끝에
비교적 효험이 있다고 알려진 것들이 전승되어 온 것이므로, 현실적
인 경험과학적 치료 방법이다. 또한 주변에서 흔히 찾을 수 있는 식
품이나, 쉽게 구할 수 있는 동식물 등을 재료로 하기 때문에 지역적
인 특색을 가진다. 민간요법은 민간이 주체가 되어 일상의 경험에서
나온 단순하고 소박한 방법으로,[4] 일상생활에서 쉽게 행할 수 있는
치료 방법을 의미한다.

두 번째의 '민간요법' 개념은 세계적인 추세의 '보완대체의학' 개념
을 포괄하는 의미이다. 여기서 '보완대체의학'이란 서양의료체계의 개
념으로, 자연치유적 접근방식을 동원하여 인체의 면역기능과 회복능
력을 증강시키는 방법으로 기존 서양의학이 지닌 한계를 보완하는 의

---

1) 안덕균, 《民間療法》, 대원사, 1997, p.6.
2) 과학백과사전종합출판사, 《동의학사전》, 여강출판사, 1989, p.348.
3) 집단면접조사 결과, 건강을 관리하거나 질병치료를 위한 목적(의료기관을 제외)으
   로 이용한 방법을 일컫는 것으로 5개 지역에서 공통적으로 민간요법이라는 용어를
   사용하였다. 최선미, 《민간요법 활용기반 구축사업》, 미래창조과학부/한국한의학연구
   원, 2012, p.8.
4) 문화방송, 《韓國民間療法大全》, 금박출판사, 1988, p.147.

료행위를 뜻하며,5) 각 민족 고유의 전통적인 민간요법을 총칭한다.

서양의료체계의 보완대체의학은 신체의 병변 부위에만 치중하는 서양의학적 치료 방법이 아니라 신체를 하나의 전일체(全一體)로 보고 치료하는 우리의 민간요법적인 치료 방법과 유사한 성격을 띠고 있다. 또한 대부분의 나라에서는 그 나라 특유의 민간요법을 보완대체의학에 포함하여 적극적으로 활용하고 있다. 이러한 보완대체의학은 현재 우리나라의 '민간요법'에 견주어 제도적으로 뒷받침된다는 차이점은 있지만, 신체의 자연회복이라는 민간요법의 목적과 주류의학의 보완의학으로서 한의학이 일부 적용된다는 측면에서 우리나라의 '민간요법'과 비슷하다고 볼 수 있다.

그러나 보완대체의학의 개념과 우리의 민간요법을 동일하게 보기에는 제도적 보완이라는 부분에서 차이점이 있다. 우리의 민간요법은 제도권 의료를 보완하고 대체한다는 점에서 '보완대체의학'의 개념과 같지만, 현실적으로 제도적 승인을 받지 못한 전문가가 한방(동의학)과 동일한 처치를 행하는 비제도권의 치료법을 '민간요법'이라고 하는 부분이 보완대체의학과는 다르다. 따라서 치료범주는 비슷하지만 제도적 보완의 차이로 인해 '보완대체의학'을 한국적 민간요법의 범주로 적용하는 데는 용어 정의에서 문제점을 내포하고 있다.

이 밖에도 우리나라 민간요법이 처한 현실과 문제점을 반영한 민

---

5) 이수진·김경신·김병수, 〈동서의학의 인체에 대한 관점 비교 고찰〉, 《혜화의학회지》 19-1, 2010, pp.99-109.

간요법의 개념은 전통의학적인 치료법을 사용하면서도 비제도권에
서 시행되는 치료법을 의미한다. 전통의학적인 민간요법은 치료 방
법에서 차이가 있으나 침요법, 뜸요법, 부항요법, 추나요법 등 한의
학의 치료 범주를 공유한다. 하지만 치료자가 국가가 부여하는 제도
적 자격을 지니고 있는가에 따라 전통의학적인 민간요법과 한의학으
로 나뉜 것이다.

전통의학적 민간요법과 한의학의 차이점을 비교해 보면 다음과 같다.

〈표-2〉 민간요법과 한의학의 차이점

구분	공통점	치료	특징
전통의학적 민간요법	전통 치료법	비제도권의 민간요법사 일반대중	대중성, 편의성
한의학		제도권의 한의사	학문체계, 과학적인 분석

전통의학적인 민간요법은 의료법 개정으로 발생된 개념이다. 근대
까지는 한의학적 치료가 제도적으로 규제되지 않았기 때문에 민간에
서 대를 이어 전통의학적인 의료행위를 하는 종사자들이 존재하였
다. 각 분야마다 치료의 탁월성을 인정받아 전통의학적 치료자는 질
병을 치료하는 전문적 기술을 가진 일종의 민간 치료 기능인으로 인
식되었다. 또한 한의사에 대한 법적 지위가 확보되는 법 규정으로
바뀌기 전까지는 침사, 구사 등의 면허를 통해 질병치료에 뛰어난
기술을 가진 전문가들에 의한 전통 민간요법적인 치료가 이어진 것
이 사실이다.

그러나 현재의 의료법상으로 질병의 치료에 탁월한 기술과 기능을 가진 전문적인 치료자들이 감소하고, 현재는 남아 있는 몇몇 시술자조차도 질병의 완치나 치료유무와는 상관없이 불법으로 간주되어 제재받고 있다. 또한 이들이 대대로 전승받았던 뛰어난 전통의학적인 민간요법들은 더 이상 계승되지 못하고 사장되고 있다.

2. 민간요법의 범주

민간요법의 범주는 지역 전통의 민간요법에서 행한 약리적인 요법, 물리적인 요법 이외에도 대를 이어 계승된 전통의학적 민간요법이 포함된다.

민간요법은 주로 마을의 어른이나 집안의 가장 또는 주부들에게 구전되어 일상화하고 있던 것으로, 주변에서 흔히 찾을 수 있는 생활 용구나 식품, 또는 집 주위나 뒷동산에 산포되어 있는 동식물 및 광물 등을 모두 치료에 활용하는 치료 방법이다. 그러므로 치료 방법은 각 지방마다 특유의 민간요법이 무수하게 산재해 있지만, 그 범주는 〈표-3〉과 같이 분류할 수 있다.

민간요법의 치료 방법은 약리적인 요법, 물리적인 요법, 주술요법

〈표-3〉 민간요법의 분류[6]

종류		민간요법의 전통적 지식 개요	세부 범주
약리 적인 요법	식이요법	음식으로써 질병을 예방하고 치료함	生야채식, 발효식품 등
	약초요법	식물을 사용하여 질병을 치료함	약용식
물 리 적 인 요 법	기공요법	氣를 운용하여 치료함	
	뜸요법	혈에 쑥의 열을 가하여 치료함	인산쑥뜸, 무극보양뜸, 피라미드왕쑥뜸 등
	벌침요법	신경을 자극하여 치료효과를 높임	
	부항요법	피를 뽑거나 모아서 치료함	
	사혈요법	체내의 나쁜 피(어혈)를 뽑아냄	
	수족침요법	기혈을 순환시켜 질병을 치료함	수지뜸, 수지침, 발마사지 등
	안마요법	물리적 자극으로 자연 치유력을 향상시킴	스포츠마사지, 경락마사지, 발마사지 등
	온천요법	노폐물이나 젖산 등을 몸 밖으로 보내어 피로를 풀어줌	고온욕, 미온욕, 반신욕, 수족욕 등
	이침요법	상응점을 이용하여 질병을 예방하고 치료함	압침, 사혈, 마사지 등
	정골요법	어긋나거나 부러진 뼈를 맞추는 치료법	추나요법, 활법 등
	지압요법	신체의 특정부위에 압을 가하여 치료함	경락지압요법, 림프지압요법 등
	침요법	신경자극을 유도·조절하여 치료함	오행침, 사혈침, 약침 등
주술 요법	금기	나쁜 것을 물리치고자 하는 예방치료	
	무신앙	질병을 예방하고 치료하는 역할을 담당함	
	민간신앙	민간에서 전해져 오는 풍습적인 신앙	

---

6) 졸고, pp.17-23.

이라는 세 가지 범주로 구분할 수 있다. 첫 번째, 약리적인 요법은 생활 주변에서 흔히 자생하는 동식물과 가축의 분뇨, 나무, 풀, 흙, 소금 등을 사용하여 질병을 치료하는 것을 말한다. 그 밖에도 사람과 동물의 장기, 인육, 태반, 생혈 등을 이용하여 치료법과 약품이 없었던 당시에 전염병과 난치병을 치료하였다. 일부 혐오스러워 보일 수도 있는 이러한 물질이 약품으로 사용된 것은 당시에는 치료할 약물이 없었기 때문이기도 하지만, 고대로부터 약품에 대한 동종(同種)요법적 인식 때문이기도 하다. 즉 같은 기운을 가진 인체의 구성성분이 몸의 질병을 치료할 수 있다는 믿음으로 다양하게 이용되었으며, 그 물질 속에 포함된 성분이 질병치료에 효과를 나타냈기 때문이다.

두 번째, 물리적인 요법은 오늘날 한의학 분야에서 사용되는 일반적인 방법으로 침을 놓거나 뜸을 뜨고, 약재를 바르고, 붙이고, 태워 환부에 쏘이거나 찜질을 하는 등의 치료법을 의미한다. 이러한 요법은 대를 이어 전승되었던 방법으로 치료를 위한 전문적인 기술로 인식되었으며, 뛰어난 치료법들이 개인에 의해 더욱 발전되어 질병치료에 탁월한 효과를 보이기도 하였다.

세 번째, 주술요법은 질병에 따라 귀신을 쫓아내는 축귀(逐鬼)와 각종 음식과 공물을 바쳐 병귀를 극진히 대접하여 물러가게 하는 방법을 말한다.[7] 과학이 발달한 현대에는 주술적 치료법이 미신의 일종으로 인식된다. 하지만 의술이 발달하지 않은 과거에는 병의 원인

---

7) 한지원, 〈1910년대 《朝鮮衛生風習錄》에 나타난 식민지 위생조사와 의료민속 실태〉, 《역사민속학》 제39호, 2012, p.168.

을 제대로 파악하기 어려웠기 때문에 환자의 병을 동물에게 옮겨가
도록 하는 주술적인 접촉이 질병을 치료하는 데 큰 역할을 한다는
믿음이 일반적이었다. 주술요법은 위약(僞藥)요법의 하나로, 환자에
게 정신적으로 안정을 주는 효과가 있었다. 그래서 환자들은 주술요
법을 통해 자신의 질병을 옮긴 병귀를 쫓아내어 질병이 낫는다는 믿
음과 건강회복에 대한 의지를 가질 수 있었다.

주술요법은 의학이 발달하지 않아 약이나 치료법이 많지 않던 시
기에 일상적으로 행하여졌으며, 치료가 가장 어려운 질병에 대한 최
후의 수단으로써 중요한 민간요법의 하나로 간주되었다.

민간요법의 범주를 통해 알 수 있는 특징은 대체적으로 생활 속에
서 쉽게 접할 수 있으며 누구나 행할 수 있다는 것이다. 또한 치료비
가 들지 않거나 최소의 비용으로 자연적인 치료를 하므로 비용 부담
이 적다는 장점이 있다.

전통적 민간요법 가운데 한의학적 지식을 요하는 요법을 제외하
고는, 민간요법은 가정에서 누구나 행할 수 있는 본능적인 치료행위
이다. 사람들은 전문적인 지식이 없너라도, 자신의 몸이 불편할 때
스스로 보호할 수 있는 몇 가지 방법으로 질병을 치료할 수 있다. 이
를테면 배가 아프면 할머니가 손으로 "내 손이 약손이다"며 배를 문
질러서 통증을 사라지게 하거나, 부모님이 피곤하면 자녀들이 등에
올라가 발로 밟아주던 경험이 있을 것이다. 이와 같은 경험은 문헌
을 통해 전해지기도 하지만, 대부분 집안의 어른들에 의해 본능적으
로 행해져 오늘날까지 이어지고 있다.

MBC 문화방송은 《한국 민간요법 대전》이라는 책에서 누구나 할 수 있는 민간요법의 치료 방법 및 범위를 다음과 같이 설정했다.

첫째, 재료를 주변에서 쉽게 구할 수 있어야 한다.
둘째, 재료의 가격이 비싸서는 안 된다.
셋째, 사용방법이 간단해야 한다.
넷째, 독성이 뚜렷한 것은 물론, 독성의 가능성이 조금이라도
　　　있어서는 안 된다.
다섯째, 비전문인이 정확한 처방 없이 사용할 때 큰 위험성이
　　　예상되는 것은 피한다.
여섯째, 실험을 해볼 가치가 있어야 한다.
일곱째, 효과가 나타날 가능성이 있어야 한다.[8]

위의 선정기준에서 알 수 있듯이, 민간요법의 치료 방법은 지역성과 대중성, 일상성, 안전성을 바탕으로 한다. 지역성은 주변에서 쉽게 재료를 구할 수 있는 환경을 말하며, 대중성은 개방적이며 경험에 의해 널리 쓰이는 치료 방법을 가리킨다. 일상성은 사용의 편리성을 위주로 주어진 상황에 맞게 단편적으로 사용할 수 있어야 하는 것이며, 안전성은 경험적인 지식이 바탕이 되는 안전한 치료를 말한다.

민간요법의 치료 방법과 그 범주는 대체로 이와 같은 기준에 따라 선정되지만, 실제 현실에서 사용되는 민간요법의 채집과 학문적인 연구를 통해 민간요법의 체계에 맞는 기준들로 전환될 필요가 있다. 이는 구전으로 전해지는 민간요법과 현재 이용되고 있는 민간요법을 연

---

8) 문화방송, 앞의 책, p.1.

계시켜, 전통적 지식으로서의 새로운 가치정립이 필요하기 때문이다.

3. 민간요법의 의의

1) 경험적 지식의 가치

민간요법은 학문적인 지식체계를 갖추거나 치료효과에 대한 객관적인 검증과정을 거치지 못하였다. 하지만 과거 문헌의 기록 등 오랜 역사를 통해 지속적인 시행착오를 겪으며 전승되었으므로, 민간요법은 일상의 지식으로 축적된 우리의 전통적 지식이며 경험적 지식이라고 할 수 있다.

경험적 지식이란 제도적으로 공유되거나 체계화된 지식이 아니라 오랜 기간 생활 현장의 일상적 경험을 통해 습득된 지식이어서 개인적이며 잘 드러나지 않는 성격을 가지고 있다. 예를 들면 소화가 잘 되지 않을 때 엄지손가락의 손톱 윗부분을 누르거나 바늘을 이용하여 혈 자리를 자극하여 피를 냄으로써 기를 통하게 하여 체증을 내린다. 이는 열성으로 음식을 삭이는 소화제를 먹는 것과는 달리, 인체의 자연 치유력을 통해 장기의 혈액 순환을 원활히 하여 정체되어 있는 위의 혈액을 풀기 위한 것으로, 많은 사람들이 누구나 한번쯤은 경험해 보았던 방법이다. 이러한 치료행위는 의료 전문가를 통해 배우는 것이 아니라 주변 사람의 경험을 통해 습득된 지식으로 누구나 할 수 있는 손쉬운 치료지식이다.

일상적인 경험을 통해 축적된 치료 방법들은 조선시대 민간치료법 서적인《언해구급방》에도 잘 나타나 있다.

"갑자기 풍을 맞아 아득하여 엎어져 인사불성이고 입과 눈이 기울고 손발을 가누지 못할 때 급히 엄지손톱으로 환자의 인중을 찌르면 바로 깨어난다."

"조각자 가루를 코에 불고, 정수리 머리털을 잡아 세우고 재채기하기를 기다려라. 재채기를 하면 치료 가능하고, 하지 않으면 불가능하다."

"입을 다물고 벌리지 못한 증에는 오매육을 남성, 세신 가루를 어금니와 입술에 자주 문지르면 입이 절로 열린다."9)

《언해구급방》은 병증이 갑자기 나타날 때 위급한 상황에 사용할 수 있는 민간요법을 한글로 풀어서[諺解] 쓴 책이다. 사람이 갑자기 인사불성일 때 손톱으로 인중을 누르거나, 재채기를 통해 환자의 의식을 깨우거나, 주변에 구할 수 있는 약재로 위급한 상황을 치료하는 민간요법을 설명하고 있다. 경험적으로 습득된 구급의 민간요법을 무지한 백성들이 위급한 상황에서 얼마든지 활용할 수 있도록 한 것이다.

민간요법의 경험적 지식은 개인적으로 행하여지고 세대별 또는

---

9)《諺解救急方》卒中風昏仆不省口眼喎斜手足不遂急 以手大指爪甲掐刺人中卽醒，用皁角末吹鼻卽提起頭頂髮候其 噴嚏有嚏可治無嚏不可治，口噤 則以烏梅肉 和南星紬[細]辛末 頻擦牙脣 口自開(허준 지음/안상우 옮김,《諺解救急方》, 보건복지부, 2014, p.5).

소규모의 지역별로 전승되는 특징이 있으며, 몸으로 체험해서 반복되는 실천을 통해서만 취득·배양된다는 의미에서 체득지(體得智)이기도 하다. 개인의 전문적 치료 경험만으로 축적된 민간요법은 그 전승 또한 개인적으로 이루어질 수밖에 없었는데, 장기간의 전인적 인간관계를 바탕으로 한 '어깨너머' 학습방식으로 이루어졌다.[10] 전수자는 전승자인 스승이나 전임자의 말과 행위를 근접거리에서 지켜보면서 오감을 통해 관련 지식과 기술을 익히고 스스로 실천함으로써 누적된 지식의 정수를 학습하였다.

그런데 서구식 의료가 도입된 근대에 들어와서 산발적으로 형성된 개인이나 소규모 전통집단에서 행해진 경험적 의료지식은 비전문적인 치료법으로 전통의 일부로만 취급되었으며, 비과학적인 것으로 인식되었다.

그러나 민간요법의 경험적 지식은 다음과 같은 의료문화적 가치를 가지고 있다.

첫째, 전통 민간요법의 경험적 지식은 민족의 문화유산으로서 가치를 지닌다. 이를테면 유네스코 제9차 국제자문위원회 회의에서 전통적 한의학 서적이자 풍부한 민간요법의 사례를 수록한 《동의보감》이 유네스코 세계기록유산에 등재되었다. 이는 건강증진과 질병치료에 활용되어온 전통의학의 경험적 지식이 우리의 소중한 의료문화유산이라는 것을 전 세계가 공인한 것이다. 전통 한의학적 지식뿐만 아

---

10) 박경용, 〈전통의료 '경험지'의 의료문화사적 가치와 집성 및 활용방안〉, 《사회과학 담론과 정책》 제2권, 2009, p.172.

니라 그 속에 축적된 수많은 민간요법과 다양한 사례들이 국제적인 공인을 받은 것이라는 점에서 더욱 큰 의의가 있다.

둘째, 전통 민간요법의 경험적 지식은 의료지식과 의료기술의 집적체로서 의료문화의 가치를 갖는다. 개인이나 집안, 지역의 전통 치료법에 대한 경험적 지식은 민간에서 일종의 상식으로 공유되는 부분도 있지만, 상당 부분은 개별성과 고유성을 가진다. 특히 대를 이어 전문가에게 전수되는 다양한 약초요법이나 식이요법, 침구요법 등의 의료지식과 의료기술은 흔히 '비방(秘方)'이나 '비법(秘法)'으로 불리며 경험적 지식의 집적체로서 민간요법의 고유성을 가장 집약적으로 나타내고 있다.

셋째, 전통 민간요법의 경험적 지식은 살아있는 의료문화의 박물지로서 가치를 갖는다. "노인 한 명이 사라지는 것은 도서관이 하나 소실되는 것과 같다"11)라는 아프리카의 격언처럼, 평생 동안 축적해온 개인과 집단의 유무형의 경험적 지식에 대한 가치는 상당하다. 곧 한 사람에게 전해진 건강과 질병에 대한 인식, 치료 방법을 평생 동안 연마하고 더 나아가 스스로 개발하고 발전시켜 실제로 질병을 치료했던 것이 민간전승의 전문적 민간요법이라고 할 수 있다.

넷째, 전통 민간요법의 경험적 지식은 지역 토착지식의 집적체이다. 지금도 향촌에서는 각 지역의 토착적 치료 방법으로 다양한 민간요법을 활용하고 있다. 질병의 치료를 위해 과거에는 대부분의 사람들이 산야에서 직접 약재를 채취하거나 일부는 재배하였다. 그러

11) 《한국일보》, 2011. 5. 31.

므로 대부분 민간요법에는 그 지역의 약재들이 활용되었다. 따라서 민간요법은 지역의 약초들에 대한 정보, 즉 자생하는 각종 명칭과 서식조건, 약성, 정재방법 등에 관한 지식이 풍부하게 축적되어 있어 의료문화적 가치를 지닌다.

다섯째, 전통 민간요법의 경험적 지식에 대한 현대적 해석과 활용은 현대의료 기술 발전 및 국민보건의 견인차로서 가치를 지닌다.[12] 전통 민간요법 전문인들의 머릿속에 들어 있는 질병치료에 대한 경험적 지식은 새로운 치료기술을 개발하는 과정에서 충분히 활용할 수 있다. 이들이 보유한 비방이나 비법이 실제 임상에서 탁월한 효과를 나타낸다면, 선조들의 경험과학적인 지혜를 현대적으로 체계화시켜 국내뿐만 아니라 국제적인 의료기술로 공인을 받아 세계의료시장으로 진출할 수 있을 것이다.

이처럼 민간요법은 우리의 소중한 전통 경험적 지식의 가치를 지님에도, 제도적 보완이 이루어지지 않아 많은 지식들이 소실되고 있다. 또한 체득한 지식들은 대부분 문서화되어 있지 않기 때문에 자료를 효율적으로 수집하기에는 어려움이 있다. 그래서 지금까지 민간요법의 경험적 지식에 대한 체계적인 연구가 미비한 원인이 되었다. 그러므로 민간요법의 경험적 지식은 과학적인 검증과 공론화 과정을 거치지 못하였고 사회적으로도 공인받지 못하고 있다. 그러나 민간요법의 경험적 지식에 대한 의료문화적 관점에서의 연구는 현대의료의 발전과 함께 전통을 보존하고 계승하기 위한 차원에서 반드

---

12) 박경용, 앞의 논문, pp.177-9.

시 필요하다.

2) 전통문화적 가치

어느 민족이나 그 민족의 고유한 민간요법이 있으며 그것은 오랜 세월 동안 질병을 치료하면서 축적해 온 경험의 산물이다. 민간요법은 몇 세기에 걸쳐 인간의 건강 증진과 질병 예방, 심리적 치유에 관한 경험적 사례를 바탕으로 발전해 왔기 때문에 그 민족의 체질적 특성과 생활환경이 잘 반영되어 있다. 이러한 경험적 사례는 전통적 가족단위에서 세대에 걸쳐 전해지거나 비방이나 비법이라는 이름으로 도제식 전수되었으며, 경우에 따라서는 의서에 기록된 부분도 있다. 따라서 상당수의 민간요법에 대한 전통적 지식들은 철학적, 문화적, 정신적 방법에 근거한 내용을 담고 있다.

우리 민족만의 고유한 민간요법이 지금까지 지속적으로 사용된 이유는 전통 민간요법의 범주에 있는 약리적 요법, 물리적 요법, 주술적 요법의 치료가 이를 사용하는 사람이나 환자들에게 질병을 치유하는 긍정적인 경험을 주었기 때문이다. 그래서 문화적 변천에 따라 민간요법에 대한 민족 고유의 개념이나 유형 등도 함께 변천되어 왔다.

따라서 현재 민간요법의 범주에 있는 많은 치료법들이 과학적인 기준에 맞게 검증되지 않았다는 것만으로 그 속의 전통문화적 가치까지 폄하될 수는 없다. 전통문화적 관점에서 민간요법을 현대화하고 발전시키는 과정에서 민간요법의 정체성을 확보하거나 본질적 요소를 보존하고 유지하는 것은 매우 중요하기 때문이다.

민간요법은 국가나 지역에서 고대로부터 전해 내려오는 고유 이론과 신념, 경험을 바탕으로 한다. 민간요법에 대한 전통문화적 가치들은 민속학이나 문화적 맥락에서 접근하는 학문영역이기 때문에 전통 의료적인 차원 이외에도 전인학적 지식과 기술을 포함하는 경험이며 건강 증진과 질병 퇴치, 심리적 치유의 역할을 인정받아 왔다. 게다가 민간요법의 유지·존속을 위한 공간구성과 역사적 변천 및 그 구성원들의 행위양식도 간과할 수 없다. 그래서 민간요법을 하나의 전통문화로서 통합하고자 하는 노력을 해야 하며, 이와 같은 노력은 민간요법이 사용되고 있는 지역이나 마을 사람들의 전통문화를 인지하고 그들의 관념과 행동을 존중해야 하는 것까지도 포함한다.

민간요법적인 치료는 대부분 경험적 치료에 기초하고 있기 때문에 지식 또한 문서화되기보다는 세대를 거치며 구전되어 왔다. 민간요법으로 질병을 치료하는 사람들은 체계적인 교육시스템을 통해 지식을 습득한 것이 아니므로 각각의 집단이나 거주하는 지역마다 치료하는 시술자의 치료 방법이 다르다. 심지어 같은 약초라 하더라도 다른 조건이나 다른 목적에서 쓰이는 경우가 있다. 이외에도 각각의 집단이나 지역에서는 심리적인 요법이 두드러진 경향이 있으며, 종종 주술적이고 종교적인 의식행위와 결합되기도 한다.[13]

---

13) 세계보건기구/대한공중보건의사협의회 옮김, 《세계보건기구 서태평양지구 전통의학 발전 전략》, 제20대 대한공중보건의사협의회, 2008, p.13.

향촌에서 행해지는 지역적 민간요법은 일부에서 전승되고 있으나 알려지지 않는 경우가 많다. 그러나 현대의학의 발달로 점차 사라지는 것처럼 보였던 민간요법에 대한 인식이 점차 건강에 대한 대중의 인식 변화와 미디어 방송의 활발한 민간요법 소개를 통해 달라지고 있다. 이는 말할 것도 없이 현대의학의 한계에 대한 인식과 삶의 질 향상으로 인해 건강에 대한 관심이 증가한 것과 관련된다.

소수이기는 하지만, 일부 민간요법은 질병치료의 효과를 인정받아 병원의 치료요법으로 흡수되거나 치료를 목적으로 하는 건강식품으로 출시되어 대중에게 주목받고 있다. 또한 전통의학적 민간요법을 이어가는 민간요법사, 민간치료사, 전통의술사, 전통요법사 등의 민간요법 전문인들에 의해 전승되었던 치료요법도 일부에서 시행되고 있다. 여기서 민간요법사, 민간치료사, 전통의술사, 전통요법사 등의 단어는 개념 정의의 부재로 인해 혼용되고 있지만, 실제 이들은 민간요법으로 환자를 돌본다는 점에서 동일한 역할을 하고 있다.

민간요법 전문인은 전통적인 치료방식으로 환자의 병을 다스리는 민간요법 전문가로, 전통 마을과 같은 소규모사회에서 최고의 공식적 의료전문가였다. 의료가 발달하기 전에는 이들의 의료적 역할은 상당했지만, 의료법이 제도화되어 있는 현대사회에서는 비공식적, 비제도권 의료영역에서 사회적 공인을 받지 못한 이른바 돌팔이 또는 무자격자로서 주변화되었다.[14] 이와 같은 상황에도 불구하고 민간요법 및 전문인들은 일상 속에서 기존 의료체계의 사각지대를 메

---

14) 박경용, 앞의 논문, p.247.

우는 역할을 수행해 왔다.

 이처럼 각박한 현실 속에서도 비제도권 의료영역에서 이루어지는 민간요법 전문인의 치료가 현재도 계속되고 있다는 점은 민간요법의 치료효과를 입증하는 하나의 지표라고 볼 수 있다. 다시 말해 의료기술이 발달한 현대에도 민간요법이 사라지지 않고 여전히 시행되고 있는 이유는 민간요법이 질병에 치료효과가 있기 때문이다. 또한 시대의 변화에 따라 양상이 다르게 나타났지만, 전통 민간요법적인 치료의 효과나 치료의 중요성에 대한 인식과 활용이 현재까지 전승되어 왔기 때문이다.

 그러므로 대부분의 민간요법이 소실되는 현실에서 질병치료에 효과가 있는 민간요법은 우리의 소중한 의료지식이자 선조들의 전통문화라는 관점에서 시급히 그 가치를 정립해야만 한다. 이에 대해서는 민간요법에 대한 용어의 정립이 우선일 것이며, 다음으로는 민간요법을 현대적으로 적용할 수 있는 학문적 체계와 의료기술의 정립을 뒷받침하는 논리가 체계화되어야 할 것이다. 나아가 민간요법에 대한 전통문화석 가치를 보호할 수 있는 제도가 마련되어야 할 것이다.

제3장 민간요법의 문헌적 연구

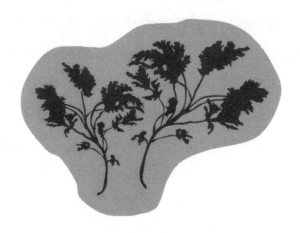

역사적으로 민간요법이 수록된 문헌은 많지 않다. 유학 등 전통학
문에 견주어 의학은 비주류 학문이었고 민간의 의료지식은 대부분
구전으로 전승되었기 때문이다. 그래서 문헌으로 기록된 민간요법은
왕실의 대화를 통해 알려지거나 몇몇 학자들에 의해서 일부만 남아
있다. 그러므로 문헌적 연구를 살피는 것은 의학서적 이외의 자료를
참고할 수 있지만, 그것마저도 충분한 자료가 있는 것은 아니다.

최초의 민간요법에 관한 기록이라고 유추할 수 있는 것은《삼국유
사(三國遺事)》의 단군신화이다. 단군신화에는 호랑이와 곰이 쑥과 마
늘을 먹고 100일이 지나면 인간으로 변화할 수 있다는 내용[1]이 있
다. 이것은 쑥과 마늘이 동물을 인간으로 변화시킬 만큼의 약재로써
효험이 있다는 것을 당시 사람들이 인식하고 있었음을 말해 주며,
이를 신화에 차용한 것이라고 볼 수 있다.

또한 각 지역에 전승되는 민간설화에도 민간요법에 관한 내용이
나타난다. 예를 들어 호랑이의 다리가 부러졌는데 송진을 갈아 붙여
서 치료하였다는 설화[2]를 통해 당시에는 골절에 사용한 약재가 송
진이었다는 사실과 송진이라는 일상적인 생활약재를 사용한 치료 방
법이 설화로 구전될 만큼 그 효험이 뛰어났음을 알 수 있다.

고대사회에 관한 중국 문헌에도 고대 우리나라 사람들이 일상적
인 삶 속에 각종 질병을 예방하고 치료하기 위해 노력한 기록이 나

---

1) 《三國遺事》 時神遺靈艾一炷 蒜二十枚日 爾輩食之 不見日光百日 便得人形 熊虎得而食之
   (일연 지음/김원중 옮김, 《삼국유사》, 을유문화사, 2002, p.39).
2) 유재건, 《이향견문록》, 글항아리, 2008, p.610.

타난다. 춘추전국 시대의 저서인《위지동이전(魏志東夷傳)》에는 전염병으로 죽은 시체를 당일 매장하고 여름에 죽은 사람은 얼음으로 보관하는 등[3] 일상생활에서 더러운 것을 금기시하고 질병예방에 힘썼음을 알려주는 기록이 있다. 남조의 학자 도홍경(陶弘景)이 지은《본초경집주(本草經集註)》에는 "인삼은 백제의 것이 좋으며 다음은 고려의 것이다"[4]라고 하여, 고대 중국사회에서 우리나라 인삼의 효능과 민간 약재로서의 가치가 널리 알려졌음을 알 수 있다.

국내의 기록으로는 고려인들은 손톱, 머리털, 똥, 오줌, 침 등[5] 주변의 다양한 민간 재료들을 활용하였다는 것, 가전의 비법인 고약[6]과 불침[7]을 사용한 예도 수없이 많았다는 점을 들 수 있다.

이처럼 고대사회의 민간요법에 대한 기록은 신화, 설화, 중국의 서적과 고려시대의 서적 등에서 살펴볼 수 있으나 그 내용이 풍부하지 않은 것이 사실이다. 또한 고려시대의 서적에는 중국의 한의학에 대한

---

3) 허정,《에세이 의료한국사》, 한울, 1995, pp.22-32.
4)《本草經集註》人蔘乃重百濟者 形細而堅白 氣味薄於上黨 次用高麗 高麗卽是遼東 形大而虛軟不及百濟(양정필·여인석,〈삼국-신라통일기 인삼 생산과 대외교역〉,《醫史學》13-2, 2004, p.179).
5)《壺山外記》李同 其療治之法 針灸之外 不過爪髮尿屎津垢之屬 雖有草木魚 皆不値一錢者 常語人曰 一身之中 自俱良藥 何暇外物 … 古人之對症投劑 其書滿家 今按古而施之 天下之病 復自如故 何也 故曰 同症而異病 同病而異症(조희룡 지음/실사학사고전문학연구회 옮김,《壺山外記》, 한길아트, 1999, pp.118-20).
6)《高麗史節要》崔瑀發腫 自兩府至椽吏 皆設齋 作疏祈禱 … 諸醫無能理者 閤門祇候林靑妻本醫家女 合引毒膏 貼之有效(김종서 편찬/민족문화추진회 옮김,《高麗史節要》, 신서원, 2004, p.286).
7)《靑邱野談》載吉未嘗讀醫書 但知聚材煎膏而已 一切瘡瘍 賣以資給 行于閭巷間 不敢齒醫列 … 乃以熊膽和藥 料諸熬成膏 付之 上間幾日可痊 … 熊膽膏 遂爲千金方 傳于世(최웅,《靑邱野談》, 국악자료원, 1996, p.146).

내용이 대부분으로 직접적인 민간요법에 대한 기록은 거의 찾아 볼
수 없다. 따라서 이 장에서는 조선시대 이후에 기록된 문헌자료들을
통하여 과거의 우리나라 전통 민간요법에 대해 알아보도록 하겠다.

1. 《조선왕조실록》에 나타나는 민간요법

의료기술이 발달하지 않았던 과거에 우리 선조들은 민간요법을
경험적 지식의 하나로 여기고 매우 중시하였다. 이와 같은 의료지식
은 민간에서 쉽게 이해할 수 있고 활용할 수 있는 측면에서 각 왕조
는 민간에 손쉬운 의료지식을 보급하기 위하여 노력하였다. 이에 대
한 내용은 세종 대의 《향약집성방》에서 살펴볼 수 있다.

 "대개 서로 떨어져 있으면 풍속이 다르고, 초목이 생장하는 것
 도 각각 적당한 곳이 있으며, 사람이 좋아하는 음식이나 기호 또
 한 익힌 바에 따른다. 그러므로 옛 성인이 많은 초목의 맛을 보고
 각 지방의 성질에 순응하여 병을 고친 것이다 … 민간의 옛 늙은
 이가 한 가지 약초로 한 병을 치료하여 신통한 효력을 보는 것은
 그 땅의 성질에 적당한 약과 병이 서로 맞아서 그런 것이 아니겠
 는가"8)… 백성은 약을 구하는 것이 쉬워져 병 또한 쉽게 치료할

---

8) 《世宗實錄》 60卷, 15年 6月 11日(壬辰)『鄕藥集成方』蓋百里不同俗 千里不同風 草木之生

수 있으니 사람들이 모두 편하게 여겼다.9)

위의 내용은 향리의 약재에 대한 기록인 《향약집성방》의 일부이다. 민간요법을 백성들에게 전파하기 위한 책의 저술 취지를 잘 나타내고 있다. 세종은 의료 전문가가 아닌 백성들이 각 지방의 환경과 습성에 따라 주위에서 구하기 쉬운 약재로 질병치료에 활용하는 방법을 전파하여 민간요법의 보급과 대중화에 기여하기 위해 책을 편찬한 것이다.

조선시대의 왕실 기록을 통해 유추할 수 있는 민간요법들은 민간에서 사용하여 효험이 있었던 치료 방법을 응용하거나 흡수한 것으로 생각된다. 이 기록은 《동의보감》 등 일부 한의학의 서적 속에 민간요법을 소개하고 있지만 실제로는 얼마나 다양한 민간요법이 있었는지를 밝히기에는 어려움이 있다.

《조선왕조실록》에 나타나는 민간요법은 현대와 마찬가지로 제도권의 의료가 치료하지 못하는 병증에 대해 민간의 치료효험을 들어 왕실에서 치료한 경우가 대부분이다. 그 예로 약이요법, 온천요법, 주술요법 등을 살펴보자.

1) 약이요법(藥餌療法)

약이요법은 식이요법과 약초요법을 의미하며, 약초와 음식을 사용

各有所宜 人之食飮嗜欲 亦有所習 此古昔聖人嘗百草之味 順四方之性而治之者也 … 唯民間故老 能以一草療一病 其效甚神者 豈非宜土之性 藥與病値而然也. 이하 《조선왕조실록》의 기록은 다음의 출처로 대체한다. 국사편찬위원회(http://sillok.history.go.kr).
9) 《世宗實錄》 60卷, 15年 6月 11日(壬辰) 自是藥易求而病易治 人皆便之.

하여 질병을 예방하거나 치료하는 방법을 말한다. 약이(藥餌)는 《동의보감》〈내경〉에 "지인(至人)은 병들기 전에 치료하고, 의사는 이미 병든 후에 치료한다. 병들기 전에 치료하는 것을 치심(治心) 또는 수양(修養)이라 하고, 병든 후에 치료하는 것을 약이(藥餌) 또는 폄설(砭焫)이라고 한다. 비록 치료하는 법에는 두 가지가 있으나, 병의 근원은 하나이니 마음으로 인해 생기지 않았다고 할 수 없다"[10])는 내용을 통해 그 의미를 알 수 있다. 즉 약이는 병이 생긴 이후에 식이요법과 약초요법으로 치료하는 것을 의미한다.

또한 《동의보감》〈잡병편〉에는 "상한병은 잡병과 달라 만약 증세에 정확히 맞추지 않고 함부로 약이를 쓰면 죄를 짓는 것이 가볍지 않고 사람을 그르치는 일이 많다"고 하였으므로,[11]) 질병에 따라 적절한 약이를 통해서 치료하였다는 것을 알 수 있다. 약식동원(藥食同源)이라는 말처럼, 먹는 음식은 곧 약과 같다. 음식을 통한 영양분의 섭취는 우리 몸에 필요한 영양소를 공급해줄 뿐만 아니라 체내 방어 체계를 튼튼히 하여 질병치료에도 도움을 준다. 그래서 약물이 부족했던 당시에는 일상적으로 먹는 음식과 약초 등 주로 약이요법을 통해 건강을 유지하고 질병을 치료하였다.

《선조실록》에는 다음과 같은 구절이 있다.

---

10) 《東醫寶鑑》〈內徑篇〉, 至人 治於未病之先 醫家 治於已病之後 治於未病之 先者 曰治心 曰修養 治於已病之後者 曰藥餌 曰砭焫 雖治之法 有二 而病之源則一 未必不由因心而生 也(허준 지음/동의문헌연구실 옮김, 《東醫寶鑑》, 법인문화사, 2005, p.210).

11) 《東醫寶鑑》〈雜病篇〉, 傷寒一證 與雜病不同 若不對證 妄投藥餌 罪犯非輕 誤人多矣 (허준 지음/동의문헌연구실 옮김, 위의 책, p.1816).

"약이를 쓰는 것은 어의(御醫)가 이미 의술에 따라 다 사용해
보았기 때문에 진실로 남아 있는 방법이 없을 것입니다. 다만 식
료로 원기를 튼튼하게 하는 방법은 그래도 말씀드릴 만한 것이 있
습니다 … 신이 어려서부터 약했기 때문에 병이 나는 것을 막으려
고 양생하는 글을 조금 보았습니다. 이번에 변변치 못한 정성으로
비위를 조리하는 법에 관한 다섯 가지 해설을 뽑아 열거하여 올립
니다. 생각해 보시고 채택하여 성상의 몸을 요양하신다면 이보다
다행함이 없겠습니다."12)

위는 왕실 어의가 처방한 약이 치료에 대해 신하가 약이에 관한
부가적인 치료 방법을 설명하는 대목이다. 여기에서 약이요법은 신
하가 어렸을 때부터 해 왔으며 왕에게까지 진언하였던 것으로 보아
그 효험이 확실하였음을 알 수 있다.

이외에도 《조선왕조실록》에서 왕이 약이를 하사하거나 치료하고,
왕실에서 약이로 구료한 기록은 총 43회 나타난다. 이를테면 《태종실
록》 8회,13) 《세종실록》 3회,14) 《문종실록》 1회,15) 《단종실록》 1회,16)

---

12) 《宣祖實錄》 8卷, 7年 1月 10日(丙戌) 藥餌之進 御醫已盡其術 固無餘蘊 第食療固本之
方 尙有可言者 … 但臣自小羸弱 欲杜疾病之作 粗閱養生之書 今者區區犬馬之誠 謹取調
理脾胃五說 開列以進 伏乞留意採擇 以調護聖躬 不勝幸甚.

13) 《太宗實錄》 8卷, 4年 11月 28日(丙寅) 藥餌之暇 更加精力, 21卷, 11年 3月 23日(癸
未) 藥餌以救之, 11卷, 6年 5月 12日(辛丑) 齎藥餌及宮醞 問黃儼之疾, 12卷, 6年 7月
6日(癸巳) 齎藥餌馳驛以往, 21卷, 11年 3月 23日(癸未) 藥餌以救之 飮食以養之, 22
卷, 11年 8月 8日(丁酉) 賜米以資藥餌, 26卷, 13年 8月 11日(丁巳) 監齎藥餌以進, 35
卷, 18年 2月 4日(乙酉) 親執藥餌救療.

14) 《世宗實錄》 85卷, 21年 5月 22日(庚午) 父母俱病風 親嘗藥餌 調膳益謹, 95卷, 24年
2月 25日(丙辰) 上贈吳良諸般藥餌, 126卷, 31年 11月 18日(甲午) 以至藥餌飮食 無所
不備 克盡孝養.

15) 《文宗實錄》 4卷, 卽位年 11月 29日(己巳) 常依藥餌.

16) 《端宗實錄》 6卷, 1年 4月 11日(戊戌) 使之墜馬 然後偶饋藥餌.

《세조실록》 7회,[17] 《성종실록》 15회,[18] 《중종실록》 2회,[19] 《명종실록》 2회,[20] 《인조실록》 1회,[21] 《현종실록》 1회,[22] 《숙종실록》 2회[23] 등이 기록되어 있다.

구체적으로 세종 21년 5월 22일에는 정희중의 처 송씨의 부모가 모두 풍병을 앓았는데, 음식을 알맞게 조절하여 쇠약한 몸을 회복하게 하였으며, 단종 1년 4월 11일에는 안평대군이 말에서 떨어졌을 때 영양분이 있는 음식을 섭취하여 기력을 회복하였다는 기록이 있다. 그리고 세조 1년 10월 11일에는 중추원사 김조가 일찍이 중풍에 걸려 고통을 받았는데 임금이 약이품을 하사하여 치료하였으며, 성종 3년

17) 《世祖實錄》 2卷, 1年 10月 11日(癸丑) 上遣內醫齎藥餌往救, 19卷, 6年 1月 7日(乙酉) 今賜卿諸般藥餌, 19卷, 6年 2月 11日(戊午) 今送諸般藥餌, 44卷, 13年 11月 17日(己卯) 各齎藥餌及酒 療治軍人之寒凍得病者, 44卷, 13年 12月 11日(癸卯) 徯藥餌, 44卷, 13年 12月 14日(丙午) 賜藥餌, 44卷, 13年 12月 15日(丁未) 齎藥餌往咸吉道 治栗元君 徯疾.

18) 《成宗實錄》 1卷, 即位年 12月 1日(庚戌) 藥餌 祈禧等事 臣等當盡心力爲之, 15卷, 3年 2月 29日(丙申) 晋州居良女得非 百姓金戒南妻也 夫得癩疾 四年不愈 … 自斫左手第四指 曝乾作末 和飲食饋之 其疾遂愈, 38卷, 5年 1月 1日(丁亥) 藥餌必先嘗, 42卷, 5年 5月 21日(乙巳) 其令醫巫 備齎藥餌 曲盡救恤, 121卷, 11年 9月 12日(己丑) 仍命賜藥餌, 155卷, 14年 6月 12日(癸酉) 親調藥餌, 172卷, 15年 11月 17日(庚子) 命賜藥與食物, 203卷, 18年 5月 17日(丙辰) 仍賜藥餌, 221卷, 19年 10月 2日(壬辰) 欲令服藥餌以驗之, 222卷, 19年 11月 15日(甲戌) 藥餌之先嘗, 224卷, 20年 1月 12日(辛未) 屢賜藥餌, 226卷, 20年 3月 10日(戊辰) 令內藥房賜藥餌, 262卷, 23年 2月 1日(壬寅) 都元帥賷去藥餌, 262卷, 23年 2月 7日(戊申) 勉加藥餌之功, 293卷, 25年 8月 10日(丙寅) 賷藥餌往救之.

19) 《中宗實錄》 26卷, 11年 9月 5日(癸未) 仍特賜病母藥餌酒肉, 57卷, 21年 6月 6日(丁巳) 亦以藥餌 食物厚給.

20) 《明宗實錄》 34卷, 22年 1月 5日(辛酉) 每進藥餌, 34卷, 22年 5月 12日(丙寅) 仍賜藥餌等物.

21) 《仁祖實錄》 12卷, 4年 3月 25日(戊辰) 親近藥餌.

22) 《顯宗實錄》 8卷, 5年 2月 19日(壬子) 無徒以藥餌責效.

23) 《肅宗實錄》 14卷, 9年 11月 17日(甲申) 尙賴藥餌之奏功, 35卷, 27年 8月 16日(辛未) 鍼灸藥餌 只爲救急.

2월 29일에는 진주에 사는 백성 김계남이 문둥병을 얻어 4년이 되어
가도 낫지 않았는데 그의 처가 자신의 왼손 넷째 손가락을 베어 볕에
말려 가루로 만들어서 음식에 섞어 먹인 다음 그 병이 나았다는 기록
이 있다.

반면에 약이가 효험이 없거나 음식으로 질병이 생겼다는 기록은
총 15회가 있다. 《태종실록》 2회,[24] 《세종실록》 1회,[25] 《문종실록》 2
회,[26] 《단종실록》 2회,[27] 《세조실록》 2회,[28] 《성종실록》 4회,[29] 《선
조실록》에 2회가[30] 그것이다.

《조선왕조실록》에서 알 수 있는 점은 식이요법과 약초요법 등 약
이요법을 이용하여 각 왕조마다 꾸준히 질병을 치료하기 위해 노력
하였다는 것이다. 이를테면 태종 9년 2월 7일에는 의학에 뜻을 둔 사
람들을 제생원이나 혜민국 등에서 공부하게 하여 약이로 백성을 치

---

24) 《太宗實錄》 35卷, 18年 4月 4日(甲申) 李原具請弘達等四人誤進藥餌 以致大君之卒之
罪, 36卷, 18年 7月 19日(丁卯) 無藥餌之效.

25) 《世宗實錄》 81卷, 20年 4月 28日(辛巳) 但病源未息 飢飽失節.

26) 《文宗實錄》 12卷, 2年 2月 8日(壬申)『家禮』飲食一節 恐致疾病, 13卷, 2年 5月 12日
(甲辰) 平常之時 生冷所當忌也 況愼瘇之時 尤當切忌.

27) 《端宗實錄》 6卷, 1年 5月 1日(丁巳) 藥餌必有所禁忌 治療誤而禁忌犯 則秪益其病而終
至於不救矣, 10卷, 2年 3月 4日(乙卯) 必謹其膳味 凡所禁忌日愼 一日藥力可得施焉.

28) 《世祖實錄》 2卷, 1年 8月 9日(壬子) 必先治其噎而後食可食也 苟或噎之不治 而務進其
食 則子恐其噎之益甚 而終至於顚覆也, 31卷, 9年 12月 27日(辛亥) 至如酒痢而泄瀉 以
爲冷而報熱藥則痢不止而成他證 若飲氷水 愈多愈美 是知熱極生冷 冷極生熱 故曰卞寒熱而
對治也.

29) 《成宗實錄》 1卷, 即位年 12月 11日(庚申) 藥餌無效, 6卷, 1年 7月 24日(庚子) 而無
藥餌, 154卷, 14年 5月 13日(甲辰) 脾胃之病 非肉不療 病若轉劇 又不可以藥餌治也,
291卷, 25年 6月 1日(戊午) 藥餌無效.

30) 《宣祖實錄》 9卷, 8年 2月 16日(乙酉) 今則胃氣虛弱 飲饌減小 煩熱上攻 喜進冷物 此
敗徵已著 誠有大可憂者, 9卷, 8年 2月 19日(戊子) 況值齋室 素冷淡之食 則其傷百倍於
平日 以至元氣頓敗 百病交攻 雖用藥餌 必無所施.

료하게 할 것을 건의하였으며,[31] 11년 3월 23일에는 "모든 백성 중에 병을 앓는 자는 모두 이곳으로 오게 하여 약이로써 이들을 구하고, 음식으로 이들을 양육하는 것이니, 진실로 좋은 법입니다"[32]라는 기록이 있다. 이와 같은 내용은 조선시대에 민간요법의 한 분야인 약이가 중시되었음을 보여주고 있다.

조선시대 약이요법은 사용되는 음식물의 배합이 정상적인 생리기능을 유지시킬 뿐 아니라 질병을 치료하고 건강에 도움을 주는 전통적인 치료 방법으로 인식되었다. 오늘날의 사람들도 자신의 건강을 유지하거나 질병을 극복하기 위해 약이요법을 이용하고 있다. 현대 영양학 연구에서도 전통적인 음식과 인체에 필요한 영양분이 서로 일치하는 부분이 많다는 사실을 밝혔는데, 이는 약이요법에 따른 양생의 중요성을 입증하는 것이다.

2) 온천요법

온천요법은 온천욕을 통하여 다양한 질환을 치료하는 전통 민간요법이다. 민간요법의 하나로서 온천을 치료로 이용한 기록이 남아 있는 것은 고려시대부터이며,[33] 조선시대에는 더욱 빈번하게 나타

---

31) 《太宗實錄》 17卷, 9年 2月 7日(庚辰) 乞以所業出身閑散人員等 於典醫隨品爲權知 濟生院惠民局稱爲別坐 口傳施行 每日仕官習業 不分尊卑 病家招請 卽往救治.
32) 《太宗實錄》 21卷, 11年 3月 23日(癸未) 凡民之患病者 咸使就焉 藥餌以救之 飲食以養之 誠爲良法.
33) 《高麗史》 世家 3卷, 文宗 35年 10月(甲子) 幸平州溫泉. 석당학술원, 《高麗史》 世家 3, 경인문화사, 2008, p.260; 世家 8卷, 忠烈王 11年 11月(乙酉) 幸平州溫泉. 석당

나고 있다. 온천은 몸을 청결히 하기 위해 이용하기도 했지만, 질병 예방이나 피부 질환에 대한 확실한 치료 목적으로 이용하는 경우가 많았다. 온천요법 치료는 《태종실록》의 기록에 나타나 있다.

"나의 풍질은 약이가 효험이 없으니, 온천에서 목욕하여 병을 고치는 것이 비록 의서에는 보이지 않으나, 내가 장차 이천온천에서 목욕하여 시험하려는데, 어떠하겠는가?" … "비록 의서에는 보이지 않으나, 목욕을 하여 병을 고친 자가 있으니, 시험해 보소서."34)

당시 태종은 풍질을 앓았는데 민간에서 널리 행해지는 온천요법을 통해 병을 치료하려 하였다. 위의 대화에서 온천요법에 관한 치료는 의서에 없었지만, 신하가 병을 고친 자가 있다고 진언하는 것으로 보아 민간에 널리 알려진 민간요법의 하나였음을 알 수 있다. 세조 14년 2월 2일에는 "온천은 신기를 뜨겁게 하여, 주로 모든 질병을 치료하는 것입니다"35)라는 기록이 있으며, 성종 21년 11월 16일에는 "동래의 온천은 바라보기만 하여도 병이 벌써 낫는 듯합니다"36)라는 기록이 있다. 이와 같은 기록을 통해 온천의 질병치료 효과가 이미 민간에서 널리 이용되고 있었다는 것을 유추할 수 있다.

학술원, 앞의 책, p.198; 世家 8卷, 忠烈王 25年 11月(庚子) 幸溫泉. 석당학술원, 앞의 책, p.332; 世家 9卷, 忠肅王 4年 12月(甲寅) 王畋于溫泉. 석당학술원, 앞의 책, p.166; 世家 12卷, 禑王 14年 5月(乙未) 禑至成州溫泉 作胡樂徹夜. 석당학술원, 앞의 책, p.79.

34) 《太宗實錄》36卷, 18年 7月 19日(丁卯) 予之風疾 無藥餌之效 浴溫泉理疾 雖不見於醫書 予將往浴伊川溫水以驗如何 … 雖不見醫書 然有浴而去疾者 請試之.

35) 《世祖實錄》45卷, 14年 2月 2日(癸巳) 溫泉者神祇所暖 主療諸疾者也.

36) 《成宗實錄》247卷, 21年 11月 16日(甲午) 東萊溫湯 望之疾已痼枯.

《조선왕조실록》에는 각 왕조마다 온천을 이용하였다는 기록이 존
재한다. 온천을 이용한 왕들은 태조,[37] 정종,[38] 태종,[39] 세종,[40] 단
종,[41] 세조,[42] 예종,[43] 성종,[44] 광해군,[45] 현종,[46] 숙종,[47] 영조[48]
등이 있었다.

구체적으로 태종 2년 9월 19일에는 의관 양홍달이 태종의 몸에 생
긴 창종의 치료를 위해 온천행을 권하였으며,[49] 현종 6년 4월 6일에
는 의관이 현종의 가슴과 머리 부위에 생긴 부스럼을 치료하기 위해

---

[37] 《太祖實錄》3卷, 2年 4月 25日(己亥) 上至自溫泉, 11卷, 6年 3月 18日(辛未) 上在
溫泉 有二兒乞食, 13卷, 7年 2月 29日(丙午) 上以如平州溫泉 告于宗廟.

[38] 《定宗實錄》1卷, 1年 4月 1日(辛丑) 太上王如平州溫泉.

[39] 《太宗實錄》2卷, 1年 10月 4日(己未) 問安于溫泉, 2卷, 1年 10月 8日(癸亥) 上詣平
州溫泉, 25卷, 13年 2月 4日(癸丑) 托以湯沐于平州溫泉, 35卷, 18年 4月 8日(戊子)
浴於溫泉, 36卷, 18年 7月 19日(丁卯) 然有浴而去疾者 請試之.

[40] 《世宗實錄》3卷, 1年 4月 17日(辛卯) 請幸平山溫泉, 11卷, 3年 4月 16日(戊申) 卒
贊成尹抵妻浴于平山溫井, 86卷, 21年 7月 4日(庚戌) 沐浴溫井, 88卷, 22年 3月 2日
(甲辰) 中宮幸忠淸道溫水縣溫泉, 93卷, 23年 7月 22日(丙辰) 然子疾未瘥 聞伊川溫井
甚好 故子將幸焉, 99卷, 25年 3月 3日(戊午) 駕至溫泉, 126卷, 31年 12月 3日(己酉)
子亦浴于溫泉.

[41] 《端宗實錄》10卷, 2年 3月 18日(己巳) 且愼嬪已到溫井, 14卷, 3年 5月 8日(壬子)
浴溫泉.

[42] 《世祖實錄》25卷, 7年 9月 23日(庚申) 再賜浴於湯泉, 37卷, 11年 9月 5日(己酉) 子
罹疾疢 不得已幸溫泉.

[43] 《睿宗實錄》6卷, 1年 7月 6日(丁亥) 貞顯翁主往浴溫陽溫井.

[44] 《成宗實錄》43卷, 5年 6月 21日(甲戌) 浴溫泉, 224卷, 20年 1月 12日(辛未) 復賜湯
浴, 268卷, 23年 8月 19日(丁巳) 患風痺 … 乞浴東萊溫井.

[45] 《光海實錄》88卷, 7年 3月 26日(壬申) 臣每年沐浴於溫水椒水 … 左邊痿痺之證極重.

[46] 《顯宗實錄》11卷, 6年 9月 5日(戊子) 請往浴溫泉.

[47] 《肅宗實錄》5卷, 2年 8月 20日(庚午) 溫章則既有前例 且是治疾之道也, 20卷, 15年 4
月 21日(丁亥) 先王幸溫泉 蓋不獲已, 59卷, 43年 1月 26日(辛巳) 宜試浴溫泉.

[48] 《英祖實錄》72卷, 26年 9月 12日(辛亥) 上幸溫泉, 96卷, 36年 7月 22日(甲子) 王世
子到溫泉行宮.

[49] 《太宗實錄》4卷, 2年 9月19日(己亥) 今年發至十次 問諸醫者楊弘達 曰 深居不出 氣塞
所致也 宜備湯浴 子謂有溫泉焉 何必湯浴 是命溫泉之行.

온천행을 권하였다.50) 그 외에도 성종 23년 8월 19일에는 지중추부
사 김종직이 중풍을 치료하려고 동래 온천을 갔으며,51) 광해 7년 3
월 26일에는 영의정 기자헌이 왼쪽이 저리는 증세가 심해 온천으로
가고자 하였다.52) 숙종 43년 1월 26일에는 숙종의 다리가 저리고 눈
이 어지러운 등의 증세가 있자 신하들이 온천욕을 건의한53) 기록이
있다. 이러한 기록은 온천욕이 피부질환, 통증, 마비 증상을 치료하
는 민간치료의 방법으로 인식되고 있었다는 것을 나타낸다.

　그리고 온천의 효과에 대한 기록은 《세종실록》에 4회,54) 《세조실
록》 1회,55) 《숙종실록》 1회가 있다. 구체적으로 세종 21년 7월 4일에
는 세종이 부종 때문에 거동이 불편하였는데 온천욕을 하고 나서 차
도가 있었다는 기록이 있으며,56) 23년 2월 20일에는 의원이 안질을
앓는 사람에게 온천욕을 시험하였는데, 모두가 효력이 있으니 세종
에게 온천행을 권하였다.57) 숙종 43년 2월 6일에는 온천에서 목욕하
여 눈병을 치료하는 것이 의서에는 없으나 지난날 선조가 안질을 오
래 앓았는데 온천에서 목욕을 한 후 기이한 효험을 보았다는 기록이

---

50) 《顯宗實錄》 10卷, 6年 4月 6日(壬戌) 以諸醫皆以爲濕瘡之熾盛 至發於胸背頭部髮際 則
　　前頭核患之復發 眼患之加重 勢所必至 治濕熱之方 莫如溫泉.
51) 《成宗實錄》 268卷, 23年 8月 19日(丁巳) 患風痹 … 乞浴東萊溫井.
52) 《光海實錄》 88卷, 7年 3月 26日(壬申) 臣每年沐浴於溫水椒水 … 左邊痿痹之證極重.
53) 《肅宗實錄》 59卷, 43年 1月 26日(辛巳) 上候脚痺眼眩等症 宜試浴溫泉宜試浴溫泉.
54) 《世宗實錄》 86卷, 21年 7月 4日(庚戌) 沐浴溫井 乃得少差, 92卷, 23年 2月 20日(丁
　　亥) 試以沐浴 今皆有效, 93卷, 23年 7月 22日(丙辰) 然子疾未痊 聞伊川溫井甚好, 126
　　卷, 31年 12月 3日(己酉) 河緯地浴溫泉乃差 … 臣等嘗浴白川溫井治病.
55) 《世祖實錄》 45卷, 14年 2月 2日(癸巳) 溫泉者神祇所暖 主療諸疾者也.
56) 《世宗實錄》 86卷, 21年 7月 4日(庚戌) 每歲背又浮腫 不能動身 至癸丑 沐浴溫井 乃得
　　少差.
57) 《世宗實錄》 92卷, 23年 2月 20日(丁亥) 試以沐浴 今皆有效.

있다.58) 또한 영조는 왕이 온천에 가면 행차하는 길과 온천 주변에
사는 백성이 불편해 할 것을 생각하여 온천에 가지 않았다. 그러나
가려움 증세가 심하여 신하들이 온천물을 가지고 올 것을 청하여 두
번 사용한 기록이59) 있다.

세종60)과 세조61)는 새로운 온천을 찾기를 원하였으며, 특히 세종
은 《세종실록지리지》를 편찬함으로써 온천의 위치에 대해서 표기하
고 있다. 각기 표기된 온천은 강원도 4곳과62) 경상도 2곳,63) 충청도
4곳,64) 평안도 7곳,65) 함길도 5곳,66) 황해도 7곳67)이 있다. 세종 대

---

58) 《肅宗實錄》59卷, 43年 2月 6日(辛卯) 溫浴治眼 雖不載醫書 而醫書有日 玄府閉塞 則
　　必成眼疾 玄府 卽汗孔也 溫浴取汗 玄府開通 則眼疾可治 亦不可謂醫書所不言耳 上日
　　先朝久苦眼患 乙巳初幸 快見奇效 故下敎矣.

59) 《英祖實錄》70卷, 25年 10月 29日(甲辰) 諸臣請汲來溫泉薰洗 … 上慮爲民弊難之 强
　　請然後 只許二次汲來.

60) 《世宗實錄》66卷, 16年 11月 29日(癸卯) 尋訪溫泉.

61) 《世祖實錄》40卷, 12年 11月 2日(庚午) 有告溫泉所生者 超五資授職 自願受賞者 給
　　綿布二百匹 免賤者亦聽 其廣論諸邑.

62) 《世宗實錄地理志》江原道, 淮陽都護府 伊川縣 溫泉二 一在縣北七十五里寺洞 有浴室一
　　亦在縣北官門里, 三陟都護府 平海郡 溫泉一 在郡西十八里所台谷村峯頭越松亭, 三陟都護
　　府 蔚珍縣 溫川在縣北四十四里興富驛西仇水亐勿山洞, 杆城郡 高城郡 溫泉一 在郡北十
　　七里養珍驛北三日浦.

63) 《世宗實錄地理志》慶尙道, 慶州府 東萊縣 溫泉 在縣北二里 有浴室廳房廚廐, 晉州牧
　　昌原都護府 溫泉在府北十八里草未訖 湯沐三間 廚舍三間.

64) 《世宗實錄地理志》忠淸道, 忠州牧 延豊縣 溫泉 在縣北二十里安富驛 西 有屋九間, 淸
　　州牧 溫水縣 溫泉 在縣西七里言閑洞 有屋二十五間, 公州牧 溫泉 在儒城縣東五里獨只于
　　乙 有屋宇, 洪州牧 德山縣 溫泉 在縣南三里 有屋一間.

65) 《世宗實錄地理志》平安道, 平壤府 龍岡縣 溫泉一 在縣西於乙洞, 安州牧 成川都護府
　　溫泉在府西溫水里, 安州牧 陽德縣 溫泉七 五在縣北亂田 一有浴室 二在縣西草川 一有浴
　　室, 朔州都護府 溫泉 在州北小朔 溫水洞, 朔州都護府 雲山郡 溫泉一 在郡東北餘背者介
　　南坪川邊, 朔州都護府 泰川郡 溫泉一 在郡東退羅山里, 江界都護府 熙川郡 溫泉二 皆在
　　郡東 一洪原里 一古寧遠 仇老坡.

66) 《世宗實錄地理志》咸吉道, 永興大都護府 溫泉一 在府東二十里禿旨社, 安邊都護府 溫泉
　　一 在永豊縣關門里 吉州牧 溫泉三 一在州東北六十里藥水洞 一在州西南六十里火熥里
　　一在州北二十里藥水峴, 吉州牧 慶源都護府 溫泉一 在府西北十里釜回換 因胡寇往來 不

에는 온천이 본격적으로 개발되었는데 세종 4년 8월 25일에 "병든
사람이 한증소에서 땀을 빼면 병의 차도가 있다"는 기록이[68] 있어,
우리가 현재 이용하고 있는 목욕탕의 한증막 시설은 세종 대에 개발
된 한증법이라고 볼 수 있다.

온천, 약욕, 한증 등 온천요법을 개발하는 역할은 스님 가운데 민
간요법에 능한 인물들에게 주어졌는데, 세종 9년 4월 24일에는 한증
하는 승려 대선사 천우·을유 등이 "저희들은 그 일을 계속하기 위하
여 널리 시주를 받아들이어 연전에 욕실을 증설한 바, 한증으로 병
을 고친 자가 계속하여 끊이지 않습니다"라고 말한 기록이[69] 있다.
세종 대에는 국가에서 한증소를 설치하여 백성들의 질병을 치료하기
위해 온천을 적극적으로 활용할 수 있도록 한 것이다.

《조선왕조실록》에는 왕과 신하들이 질병 예방, 피부 질환, 통증,
마비 증세를 온천욕으로 치료한 기록이 있다. 당시의 백성들이 어떠
한 질병을 치료하였는지는 구체적으로 정확한 기록은 나타나 있지
않으나, 백성들 또한 이와 같은 증세로 온천을 찾았을 것이라 유추
할 수 있다. 그러므로 《조선왕조실록》의 기록은 온천요법이 당시의

開井泉, 吉州牧 鏡城郡 溫泉四 二在郡西二十五里八峯山下朱溫里 藥水洞 一在郡西四十
里錐峯下 一在郡西百里雲加委洞.
67)《世宗實錄地理志》黃海道, 黃州牧 安岳郡 溫泉在郡北夫毛洞, 海州牧 溫泉在州西六十三
里馬山, 海州牧 信川縣 溫泉在縣東七里大井, 延安都護府 平山都護府 溫泉一 在府南五
十五里司天臺, 延安都護府 白川郡 溫泉二 一在郡南二十五里甀岾 一在郡南五里大橋, 豐
川郡 文化縣 溫泉二 一在縣南十五里弓村 一在縣西十五里種達里, 豐川郡 松禾縣·靑松縣
溫泉一 在縣南十里板橋.
68)《世宗實錄》17卷, 4年 8月 25日(己酉) 病人到汗蒸所 始欲出汗離病.
69)《世宗實錄》36卷, 9年 4月 24日(壬午) 汗蒸僧大禪師天祐 乙乳等言 僧等意欲繼之 以
廣緣化 年前加作浴室 汗蒸離病者 相繼不絕.

주요한 질병 치료 방법의 하나임을 증명하는 것이다.

   3) 주술요법

   주술요법은 우리 민족의 기원과 함께 계승되어 오늘날까지 그 명

맥을 잇고 있다. 이는 민중에서부터 왕실에 이르기까지 모든 이들이

활용한 민간요법으로 위약(僞藥)요법의 하나이다. 환자의 질병이 귀

신 때문에 생긴다고 보고 귀신에게 빌거나 귀신을 쫓아서 질병을 치

료한다고 믿음으로써 환자의 정신적 안정과 건강 회복에 대한 의지

를 갖게 하는 데 목적이 있었다. 물론 병이 발병한 때에는 기초적인

약이나 물리적인 요법을 먼저 행하였으나, 이러한 치료 방법에 대한

효험이 없을 때에는 무(巫)가 주술요법을 행하였다.

   고대 이래로 계승되어온 무(巫)는 조선시대에 탄압을 받았음에도

불구하고 왕조에 따라 각기 다른 양상을 보이면서 다양한 형태로 계

승되었다. 이를테면, 태종 15년 6월 25일에는 "무격(巫覡)을 활인원

에 나누어 소속시켜 환자들을 돌보게 하라"[70]는 기록이 있으며, 세

종 6년 2월 30일에는 각 도에 발생한 역질의 치료와 처방을 그 도의

주변에 있는 무녀들에게 시켰다[71]는 기록이 있다. 11년 3월 22일에

는 무녀의 수를 늘여 충당하자는 건의가 있었으며,[72] 4월 18일에는

---

70)《太宗實錄》29卷, 15年 6月 25日(庚寅) 活人院分屬巫覡 俾令調護病人.

71)《世宗實錄》23卷, 6年 2月 30日(丙子) 仍使各其近處巫女 無時出入.

72)《世宗實錄》43卷, 11年 3月 22日(戊辰) 以巫女子姪及良人丁吏等屬之 元額僅二百人
    而欠九十八人.

의생과 무격으로 하여금 백성의 질병을 구료하자는[73] 예조의 건의
가 있었다. 이는 마을 주변에 사는 무격에게 열병 치료를 나누어 맡
겨 백성을 구료하자는 건의였다.

또한 성종 5년 5월 21일[74]과 6월 4일[75]에는 "의무(醫巫)를 시켜
백성을 구료(救療)하라"고 하였으며, 명종 3년 1월 16일에는 "의원과
무당을 시켜 역질에 걸린 백성을 치료하도록 하라"[76]고 명하였다.
숙종 9년 12월 15일에는 임금이 두질을 앓았을 때 무녀 막례가 술법
인 기양법(祈禳法)을 행하였으며,[77] 43년 8월 28일에는 지난날 무녀
가 성종의 병환을 치료하기 위해 시도하였다는[78] 기록이 있다.

무당은 질병을 치료하고자 약이와 침구 이외에도 기도나 술법인 기
양법을 행하였다. 여기서 기양법이란 역귀에 의해 생겼다고 믿었던 문
둥이와 마마, 두창과 같은 전염병들을 물리치는 술법을 말한다.

아울러 질병을 치유하기 위해 왕실에서는 왕이나 왕비가 직접 신
이나 절대적 존재에게 기도한 기록이 다양하게 나타나고 있다. 태종
은 부모의 병을 치료하기 위한 정근기도를 하였는데,[79] 18년 1월 26
일에는 흥덕사에서 정근하여 기도를 하였다[80]는 기록이 있다. 세조

---

73) 《世宗實錄》 44卷, 11年 4月 18日(癸巳) 禮曹啓 守令令醫生及巫覡 考察救療.
74) 《成宗實錄》 42卷, 5年 5月 21日(乙巳) 其令醫巫 備齋藥餌 曲盡救恤.
75) 《成宗實錄》 43卷, 5年 6月 4日(丁巳) 故令醫巫 齋藥救療.
76) 《明宗實錄》 7卷, 3年 1月 16日(癸巳) 別定醫巫 使之救療.
77) 《肅宗實錄》 14卷, 9年 12月 15日(壬子) 上患痘時 巫女莫禮挾術入禁中 行祈禳法.
78) 《肅宗實錄》 60卷, 43年 8月 28日(己酉) 成宗大王 適有疾 大妃使女巫 設淫祀於泮宮碧
松亭.
79) 《太宗實錄》 15卷, 8年 1月 28日(丁丑) 欲召集僧徒 精勤祈禱 若何 喜對曰 爲親救病
似無害也.
80) 《太宗實錄》 35卷, 18年 1月 26日(丁丑) 命摠制成抑奉香就興德寺 精勤祈禱之.

는 세자의 병을 낫게 하기 위해 재소에 들어가 기도하였으며,[81] 성
종은 원자의 질병을 치료하기 위해 종묘·사직·소격서와 삼각산·백
악산·목멱산 등 여러 산에 기도하도록 명하였다.[82] 또한 숙종은 왕
대비의 병환이 위독하여 종묘·사직·산천에 기도를 허락하였다.[83]
이와 같이 질병치유를 위해 기도한 기록들은 수없이 나타나는데, 이
러한 주술요법 역시 조선시대에는 민간요법의 주요한 부분을 담당하
였다.

무(巫)를 탄압하던 조선시대에서도 무당의 치병에 관한 기록은 여
전히 존재하지만, 당시 이들의 치료행위에도 불구하고 질병이 치료
되지 않았다는 기록 또한 존재한다. 이를테면 성종 14년 5월 19일[84]
과 22일[85]에는 무함(巫咸)[86]과 같은 술법을 다하여도 기도는 영험
이 없었다는 기록이 있다. 또한 영조 41년 12월 22일에도 효험이 없
다는 기록이[87] 있다.

주술요법의 효과에 대한 기록은 많지 않지만, 임금의 질병을 치료

---

81) 《世祖實錄》 8卷, 3年 7月 28日(己丑) 以世子病聚僧二十一人於慶會樓下 … 入齋所祈禱.
82) 《成宗實錄》 76卷, 8年 2月 21日(庚寅) 元子疾病 命祈禱于宗廟 社稷 昭格署及三角 白
    岳 木覓諸山.
83) 《肅宗實錄》 5卷, 2年 6月 5日(丙辰) 王大妃病患危篤 … 許積請祈禱宗廟 社稷 山川
    上從之.
84) 《成宗實錄》 154卷, 14年 5月 19日(庚戌) 始纏微痾 終成寢疾 巫咸不靈.
85) 《成宗實錄》 154卷, 14年 5月 22日(癸丑) 巫咸效術 歧伯進方 祈禳無驗.
86) 무함은 황제 때의 신령한 무당 계함의 이름이다. 정나라에 계함이라고 불리는
    신통한 무당이 있었다. 계함은 사람의 사생과 존망, 화복과 수명을 년과 월, 순
    과 일까지 알아맞히는 것이 귀신과 같았다. 《莊子·內編》 第7篇 應帝王5, 鄭有神巫
    曰季咸 知人之死生存亡 禍福壽夭 期以歲月旬日若神(송지영 옮김, 《장자》, 신원문화사,
    2014, p.239).
87) 《英祖實錄》 106卷, 41年 12月 22日(癸亥) 輒用巫覡 果無益.

하기 위해 기양법을 사용했다는 점과 전염병을 치료하기 위해 무격들을 동원하여 구료하였다는 점, 그리고 활인원에 무격이 배치되어 백성들을 구료했다는 점 등을 볼 때, 국가나 백성들이 주술적 치료에 의존하였으며 치료 방법의 하나로 의지하였다는 것을 알 수 있다. 당시에 질병이 귀신 때문이라 여기고 무격을 치료에 동원한 것은 현재의 시각에서는 터무니없게 보이지만, 주술적 요법은 민간에서부터 왕실에 이르기까지 크고 작은 질병치료에 중요한 방법으로 이용되었음을 알 수 있다.

2. 《촌가구급방》에 나타나는 민간요법

《촌가구급방》은 조선 중기에 간행된 민간 구급의서이다. 민간 구급의서는 《촌가구급방》 이전에도 있었는데, 고려 중엽 이후 향약(鄕藥)의 연구와 병행하여 《제중입효방》, 《향약구급방》[88] 등이 있었다.

---

88) 《제중입효방》은 김영석이 기존 의서를 구급방서처럼 편집한 의서였다. 간행 경위로 미루어 송 의학의 영향을 반영한 의서이지만, 남아 있는 처방을 살펴보면 향약을 이용해 치료하고 있다. 《향약구급방》은 우리의 일상에서 볼 수 있는 질병을 중심으로 단방 위주의 치료 방법을 담고 있는 의서이다. 《향약구급방》역시 중국 의서에 의존하지만 일반 민들을 위한 처방을 수록하고 있다. 이경록, 〈고려시대 의료사 연구〉, 성균관대학교 일반대학원 박사학위논문, 2009, p.257 참조.

이러한 서적들은 국가 주도로 간행되어 전반적인 질환에 대해서 임상적으로 우수한 처방을 선별한 의서로 백성들이 스스로 처방을 할 수 있게 하는 것을 목적으로 하였다. 그러나 고려시대의 구급의학은 당나라 의학을 위주로 하였기 때문에 약품이나 처방 등 백성들이 생활 속에서 쉽게 이용할 수 있는 것은 아니었다.

반면에 조선시대 구급의학의 목적은 응급 질환의 '구급' 의미로 급성이나 경증의 질환을 앓을 때, 손쉽게 주변의 약재를 채취하여 자가치료를 하도록 하는 데 목적이 있었다. 조선시대의 구급의서로는 세조 대에《구급방》, 연산군 대《구급역해방》, 명종 대《구급양방》, 중종 대《촌가구급방》이 간행되었다. 또한 선조 34년에는 세조 대에 만든《구급방》을 허준이 개찬·언해하였다.[89]

고려에서 조선으로 국가체제 변혁 과정에서 조선 초기 왕실과 사대부들은 전란과 기근의 고통으로부터 백성을 보호해야 할 의무가 있었으며, 백성의 안정을 무엇보다 중요하게 고려하였다. 일차적으로는 농업생산력의 제고와 함께 의술과 의료 혜택의 확산이 시급하였는데, 당시 신진 사대부들은 향촌 사회에서 의료 경험을 가지고 있었기 때문에 향약을 사용하여 질병을 치료하려는 방법을 모색하였다.

이러한 향약에 대한 경험적 지식과 이론을 정리하여 세종 대에는《향약집성방》이 만들어졌으며,[90] 한(漢)·당(唐) 이래로 명조(明朝)

---

89) 박수진, 〈《村家救急方》의 書誌學的 研究〉, 충남대학교대학원 석사학위논문, 2009, pp.13-4.
90)《世宗實錄》60卷, 15年 6月 11日(壬辰) 鄕藥集成方 成.

에 이르기까지 가능한 한 모든 처방을 취합하여 기록한 《의방유취》를 편찬하였다.[91] 그러나 이러한 《향약집성방》과 《의방유취》는 대표적인 종합 의서로 내용이나 구성이 매우 방대하여 민간에서 이용하기에는 어려움이 많았다. 무지한 백성들은 의서의 내용을 이해하기 힘들었을 뿐만 아니라 책 속에서 처방하는 대부분은 당약(唐藥)이어서 구하기도 힘들고 값이 비싸, 백성이 의서의 처방을 이해하거나 실제 치료에 적용하기는 어려웠다.

이와 같은 상황 속에서 김정국은 《촌가구급방》라는 책을 편찬하였는데, 서문에는 책의 편찬 배경이 자세히 나타나 있다.

　무릇 의방의 저작들이 책상에 쌓이고 상자에 가득할 정도로 많은 것은 다 사람들을 위해 질병을 치료하고 횡사에서 구원하기 위함이다. 그러나 훌륭한 의사가 아무리 널리 의방서를 참고하더라도 결국은 만에 한 사람을 구원할 수 있을 뿐이다.

　나는 죄를 짓고 시골에서 살게 되었는데 병을 치료하는 의사가 없음을 걱정하여 의방과 약서들을 많이 구해 가지고 있었다. 어쩌다가 환자가 나를 찾아와 묻는 일이 있으면 어떤 병증인지 확인하고 방서를 뒤져서 맞는 약을 찾곤 했는데, 약과 병이 서로 맞는 것이 즐거웠다. 그런데 환자에게 처방을 알려줄 즈음에 생각하여 보니 무슨 탕이라 하고, 무슨 산이라 하고, 무슨 원이라 하고, 무슨 단이라 한 것들은 의국에서 만들어지는 것이지 궁벽한 시골의 백성들이 얻을 수 있는 것이 아니었다.

　이에 책을 덮고 탄식하여 말하기를, "포정의 손에 칼이 없다면 몽둥이로 때려죽이는 것만 같지 못하고 양유의 손에 활이 없다면

---

91) 《世宗實錄》110卷, 27年 10月 27日(戊辰) 賜名曰 醫方類聚.

단도를 쥐고 붙어서 싸우는 것만 같지 못하듯이, 방서에 있는 처방에 약재가 없다면 쉽게 구할 수 있는 약재를 찾아다 치료하는 것이 낫겠다"라고 하였다. 이에 처방이 온전히 기록된 방서들을 다 버리고, 단지 민간에서 쉽게 얻을 수 있는 것들만을 고르며, 아울러 노인들의 경험에서 나온 것으로서 효험이 있는 것들을 모아 한 책으로 엮어 《촌가구급방》이라고 했다.

이 책을 책상 위에 올려놓고 시골에서 수십 년을 보내는 동안에 병든 사람이 있어 약을 줄 때 시장과 마을 밖에 나가지 않고도 약재를 찾으면 반드시 얻을 수 있었고, 자못 모두 효험이 있어 치료된 사람이 대단히 많았다. 그러나 이 책이 민간에 널리 유포되지 못하는 점이 염려스러웠다. 나는 무술년 봄에 조정으로 돌아오라는 부름을 받았고, 같은 해 여름에 호남관찰사의 명을 받들어 호남으로 들어갔는데, 이틀 밤을 묵고 남원에 이르러 맨 먼저 이 책을 통판에게 주어서 그로 하여금 널리 유포시키게 하였다.92)

위의 내용에 따르면 당시 대부분 의서들이 중국 의서를 인용하였으며, 약방과 처방전의 약재는 값이 비싸거나 향촌에서 쉽게 구할 수 없었기 때문에 민간의 실정과는 맞지 않았음을 알 수 있다. 김정국은 파직된 후 지방의 의료실태에 직접적인 관심을 가지게 되었는데, 자신의 의학적 지식과 아녀자, 노인들의 경험적 효과를 확인한

---

92) 《村家救急方》夫醫方之作 積案盈箱 無非爲人除疾患 而救橫命也 則良醫雖遠考方書 亦可得以救其 萬一 余負累居村 患無已病之醫 多求得醫方藥書 遇有病人來問 則認其症 閱其書 得其藥 喜其藥病之相適 且命之先後 思之則日湯日散日元日丹 醫局所劑 有非窮村之民 所能得者 因廢書而嘆曰 庖丁之手無刃 則不如得一棒而斃 養才由之手無弓 則不如操短兵而接 方書之劑無材 則不如得常材以救 於是 盡棄全方之書 只取其民間所易得者 兼採其出於父老之聞見而有效者 編集一卷 日村家救急 置諸几案之上 村居數十年之間 因病投藥 不出廛里之外 有求必得 頗皆有效 所活亦多 唯恐 是編之不得廣布民間也 余於戊戌春 被召還朝 同年夏 承湖南之命 入界 信宿而到南原 首以是編付通判 使之更其布(한국한의학연구원,《醫方合部·村家救急方》, 북스앤피플, 2007, p.3).

내용들을 토대로 지방의 실정에 맞는 의서를 편찬하였다.

《촌가구급방》에는 약재의 향약명을 게재하여, 누구나 쉽게 읽고 향약을 활용할 수 있도록 처방의 실용성을 추구하였다. 구하기 힘들고 제형(劑形)이 복잡한 의서의 정통 방제들보다는 주위에서 흔히 구할 수 있는 채소, 과일, 곡식, 가축 등에서부터 주위 산야에서 구할 수 있는 식물, 동물, 광물에 이르기까지 이른바 향약들을 사용한 단방 위주의 치료 방법을 소개하고 있다. 활용의 원리도 전문적인 의학적 지식에 근거한 경우도 있지만 민간의 경험을 그대로 전달한 경우도 있다.

이를테면 두통을 치료할 때 "쓴 표주박의 씨만 별도로 갈아서 콧속에 소량 불어 넣는다. 왼쪽 머리가 아프면 왼쪽 코에 불어넣고, 오른쪽 머리가 아프면 오른쪽 코에 불어 넣어라. 효과가 매우 좋다."[93] 고 적혀 있다. 그리고 두창을 앓고 있을 경우에는 찬 것을 피하고 늘 따뜻한 물을 마셔야 하며, 날씨가 따뜻할 때는 결코 집안에 움츠리고 있어서는 안 된다[94]고 하였다. 그 처방으로는 "삼두, 조기, 마, 밤, 찹쌀죽, 메밀, 보리를 먹어야 한다"[95]고 권하고 있다.

또한 민간요법을 통한 치질치료는 "지실을 꿀에 개어 벽오동씨만 하게 환을 만들어 빈속에 물로 20알을 삼킨다"와 "포황을 물로 한 숟

---

93) 《村家救急方》 苦胡盧子另末 小許吹鼻中 左痛則左鼻 右則右 極妙(한국한의학연구원, 앞의 책, p.14).

94) 《村家救急方》 忌冷 常食溫水, 日氣溫和 則居處切不壅鬱(한국한의학연구원, 앞의 책, p.71).

95) 《村家救急方》 宜 三豆 石首魚 薯蕷 栗 糯米粥 蕎 麥(한국한의학연구원, 앞의 책, p.71).

갈씩 하루에 세 번 먹으면 묘하다"[96]라고 기록되어 있다. 그 밖에도 음주에 의해 열독이 있을 경우에는 "칡꽃 한 돈을 곱게 갈아 때에 관계없이 달여 먹는다. 칡꽃 세 돈에 물 한 잔을 넣고 3~4차례 끓어오르면 복용한다."[97]고 한다.

이처럼 《촌가구급방》은 향촌의 들판과 산에서 손쉽게 구할 수 있는 모든 것을 약재로 사용하여 질병을 치료할 수 있도록 하는 것을 기본으로 삼고, 전통적인 향약 사용방법 및 향약의 각종 경험과 실증 과정을 두루 수용하고 있다. 또한 민간에서 쉽게 이해하고 쉽게 구할 수 있는 약재를 사용하여 병증을 처방하였으며, 이와 함께 증상에 대한 진단법과 치료법, 예방법을 수록하였기 때문에 조선시대의 민간요법에 대해 알 수 있는 의서로서 그 가치가 높다.

3. 《언해태산집요》에 나타나는 민간요법

우리나라 부인과 치료 분야는 고려시대까지는 현존하는 저작이

---

96) 《村家救急方》五痔 不問久遠 枳實 蜜丸梧子大 空心 水飮二十丸, 蒲黃 水服一匕 一三妙(한국한의학연구원, 앞의 책, p.494).
97) 《村家救急方》酒熱毒 葛花細末一戔 不抱時煎服 葛花三戔一盞 煎三四沸服(한국한의학연구원, 앞의 책, p.190).

발견되지 않은 것으로 보아, 주로 중국의 의서와 방서에 의존하였던 것으로 생각된다. 이후 조선시대에서는 부인과의 출산에 관련된 서적이 발간되기 시작하였다. 허준의 《언해두창집요》 발문에는 "이전에 《태산집》, 《창진집》, 《구급방》이 세상에 출간되어 있었으나, 임진왜란 뒤에 모두 없어졌다. 그래서 왕명에 의해 《언해구급방》과 《언해두창집요》, 《언해태산집요》라는 세 가지 책을 엮어냈다"는 기록이[98] 있어 이전에 서적이 발간되었으나, 전란으로 소실되어 다시 서적을 엮어내었음을 알 수 있다.

《언해태산집요》는 조선시대에 아이를 낳는 태산에 대한 병증과 약방문을 적어 놓은 의서로서 한문 원문과 언해문이 나란히 수록되어 있다. 본래 산부인과에 속하는 의서는 세종 대에 지은 노중례의 《태산요록》[99]과 연산군 대에 나온 《임신최요방》 등이 있었으나, 한문으로 기록되어 백성이 보기에는 너무 어려웠다. 그래서 어의 허준은 의서들과 당시에 민간에서 행해졌던 치료법들을 취합하여 의서를 편찬하였다.

이 책의 편찬에 가장 크게 영향을 미친 것은 《동의보감》으로, 허준이 《동의보감》을 편찬하는 과정에서 언해본을 급히 만들어서 배포해야 하는 상황이었기 때문에 이미 집필되어 있던 부분을 손질하고

---

98) 《諺解痘瘡集要》 卷末 許浚跋文 祖宗朝 雖有痘疹集 刊行于世 民不屑焉 … 莫知其下敎于臣曰 平時有胎産集痘疹集救急方 刊行于世 亂後皆無矣爾 宜搜撫醫方 以成三書 命祇慄夙夜靡遑 纔閱世而三書告畢役進之日 又爲下敎曰 近歲痘疫未熄 痘瘡集爲最切爾 略記其創藥之由 以跋其尾(허준 지음/안상우 옮김, 《諺解痘瘡集要》, 보건복지부, 2014, p.454).
99) 《世宗實錄》 63卷, 16年 3月 5日(壬午) 命判典醫監事盧重禮, 編 《胎産要錄》.

민간에서 쉽게 이해하고 활용할 수 있도록 한글로 풀이한 요약 정리 본의 성격을 띤다. 처방 부분에서는 동일한 증세에 동일한 인용서를 제시하고 있지만, 그 처방이 다르게 나타나는 경우는 허준의 의학관에 따라 의서들을 재해석한 측면도 있었다.[100]

《언해태산집요》의 내용은 주로 부인과에 속하는 태산과 갓난아기 보호에 관한 여러 가지 처방과 치료 방법을 갈래별로 엮은 것이다. 구체적으로는 먼저 아이를 갖는 방법부터 시작하여 아이를 임신하였을 때 나타나는 여러 가지의 증세와 약방문, 아이를 낳을 때의 자리, 금기에 대해 수록하고 있다.

약리적인 요법으로는 전통적인 민간약재가 흔하게 등장하는데 구체적으로는 여성고와 불수산, 오줌[尿]을 주로 사용하였다. 여성고는 임산부의 질병에 쓰는 전통적인 처방으로, 주로 난산[101]이거나 죽은 태아를 꺼낼 때,[102] 산후에 유현증에 걸렸을 때[103] 등 위급한 상황에 쓰이는 방법이었다. 일종의 고약과 비슷한 처방으로 일정량의 파

---

100) 정은아, 〈許浚의 《諺解胎産集要》에 對한 硏究〉, 경희대학교 석사학위논문, 2003, p.22.
101) 《諺解胎産集要》 여성고는 난산 위급ᄒ니를 고티ᄂ니 파두 열여숫과 비마ᄌ 마은 아홉을 다 겁질 벗거고 샤향 두돈 ᄒ듸ᄶ혀 깁슈건의 발라 빗복의 브티면 져근덧ᄒ여 난ᄂ니 즉제 시서ᄇ리라(세종대왕기념사업회, 《언해태산집요》, 세종대왕기념사업회, 2010, p.112).
102) 《諺解胎産集要》 여성고를 엄의 올흔 발다당의 브티면 주근 틱 즉제 나ᄂ니라(세종대왕기념사업회, 앞의 책, p.133).
103) 《諺解胎産集要》 득효방의 굴오틱 산후에 믄득 두녁 져지 펴디여 기러 ᄀ늘고 쟈가 챵ᄌᄀ투야 비 아래 넘고 알포믈 이긔디 몯ᄒ야 아닌 ᄉ이예 죽ᄂ니 일홈을 굴온 유현증이라 ᄒᄂ니 둗케 지은 궁귀탕을 ᄒᄅ 세 복식 먹고 ᄯᅩ 굵게 싸ᄒ라 블에 ᄉ라 ᄂ치 다혀 닉를 쏘여 미양 닉 ᄭᅵ 믈 마시라 ᄒ다가 다 됴티 몯ᄒ거든 여성고를 뎡바기예 브티라(세종대왕기념사업회, 앞의 책, p.207).

두와 피마자를 찧어 정수리나 배꼽, 발바닥 등에 붙이면 병이 낫거
나 태아가 나온다고 기록되어 있다.

또한 불수산은 부처의 손과 같은 가루약이라는 뜻으로 태아를 출
산시키는 효능이 뛰어난 약이다. 대표적인 출산 약으로 당귀와 천궁
의 두 가지 약물로 구성되었지만, 쓰임이 방대하여 대중에게도 널리
알려진 처방이다. 임신 5~7개월에 사고로 태아가 부딪혀 하혈을 하
거나 몸이 쑤시고 아픈 증상이 그치지 않을 때 복용한다. 만약 태아
가 살아 있을 때에는 하혈과 몸이 쑤시고 아픈 증세가 그치고 모자
가 모두 무사하게 되며, 태아가 죽었을 때에는 사태가 축출되어 내
려온다고 기록되어 있다.[104]

> 불수산은 산모의 태기가 상하여 가슴과 배를 앓고, 모진 피가
> 안 나며, 입을 다물고 기절하려 하는 이를 고친다. 이 약은 태기가
> 상하지 않으면 어미와 자식이 다 편안하고, 태기가 죽었으면 즉시
> 쫓아 없앰에 신효하다.[105]
> 산모의 혀가 검으면 자식이 죽은 것이다. 불수산을 써서 구하라.[106]

이처럼 불수산은 위급한 상황에서 죽은 태아를 배출함으로써 경
각에 달린 임산부의 생명을 구하는 기능을 한다. 아울러 그 밖에도

---

104) 류정아·정창현, 〈臨産 醫論과 醫方에 대한 文獻考察〉, 《대한한의학원전학회지》
　　25-1, 2012, p.178.
105)《諺解胎産集要》불슈산은 잉뷔 틱긔 샹ᄒᆞ야 가슴 빅알코 모딘 피 아나고 입
　　을 다믈고 긔졀코져 ᄒᆞ니믈 고티ᄂᆞ니 이 약을 ᄡᅳ리 틱긔 곳 주거시면 즉 제
　　ᄯᅩ차 내ᄂᆞ니 신효ᄒᆞ니라. 세종대왕기념사업회, 앞의 책, p.120.
106)《諺解胎産集要》산뫼 혜 거므면 ᄌᆞ식이 주근디니 불슈산을 뻐 구완ᄒᆞ라. 세종
　　대왕기념사업회, 앞의 책, p.120.

불수산은 다양한 형태로 사용된 사례가 있다.

불수산은 산전과 산후 그리고 옆으로 낳는 횡산이나 역산, 그리고 혈훈107)과 혈붕108) 등으로 인해 죽은 태아가 나오는 이를 완쾌시킨다. 그리고 출산할 때 먹으면 태가 줄어들어 쉽게 나오고, 산후에 먹으면 피가 쉽게 생긴다. 천궁 너 돈과 당귀 여섯 돈을 썰어서 한 복을 만들어 달여 먹거나 등분하여도 좋다.109)

위의 내용처럼 불수산은 태아를 튼튼하게 하여 난산을 예방하거나 태아를 줄어들게 함으로써 쉽게 출산할 수 있게 하는 효능이 있었기 때문에, 출산을 앞둔 산모가 불수산을 복용하는 것은 당시에 누구나 알고 있는 보편적인 민간 치료법이었다.

또한 《언해태산집요》에는 아이의 오줌을 사용하여 치료한 사례가 나타난다.

최생여성산은 일명 흑신산이라 하여 난산을 고치는 치료법이다. 솥 밑에 가라앉은 검정과 백지 가루를 같이 합하여 한번에 두 돈씩 어린아이의 오줌에 풀어먹이면 즉시 낳는다.110)

태아가 배안에서 죽어 밖으로 나오지 못하거나 등에 붙어 나오

---

107) 산후나 출혈로 인하여 몸이 떨리는 증세.
108) 월경 때가 아닌데도 피가 흘러나오는 증세.
109) 《諺解胎産集要》 불슈산이니 산젼 산후며 및 횡산 역산이며 혈운 혈붕이며 주근 틱 아니 나느니를 다 고티느니 님산애 머그면 틱 조라 수이 나고 산후에 머그면 피 수이 나느니 쳔궁 너돈, 당귀 여숫 돈을 싸흐라, 흔 복 밍フ라 달혀 머그라. 坮 등분ᄒ야도 됴ᄒ니라. 세종대왕기념사업회, 앞의 책, p.75.
110) 최싱여셩산은 일명은 흑신산이니 난산을 고티ᄂ니 손미틱 검의 영과 빅짓 フ ᄅ フ티ᄒ여 두 돈식 동ᄌ 쇼변과 초의 플어 머기면 즉시 난ᄂ니라. 세종대왕기념사업회, 앞의 책, p.107.

지 않아 산모가 기절할 경우에는 돼지기름 한 되, 좋은 꿀 한 되, 좋은 술 두 되를 달여라. 두 되가 될 때를 기다려 두 번 나누어 먹으면 즉시 낳는다. 술을 마시지 못하는 산모는 어린아이의 오줌을 써라.[111]

화예석산은 태막이 나오지 않을 경우에 효과가 좋으며 어린아이의 오줌과 함께 한 돈을 풀어먹으면 즉시 나온다.[112]

자금환은 산후의 배앓이를 죽도록 앓아 백 가지 약이 효험이 없는 산모를 고친다. 실소산을 갈아 초에 섞어 달여 걸쭉해지면 앵두만한 환을 만들어 두 알씩 더운 술과 어린아이의 오줌 반 잔씩 합하여 풀어먹여라.[113]

탈명산은 산후에 숨이 찬 증세를 고친다. 몰약과 혈갈을 모아 가루를 만들어서 매번 두 돈씩 어린아이의 오줌과 좋은 술을 각 반 잔씩 합하여 자주 끓이고 달여 먹으면 신효하다.[114]

이처럼 난산이나 복중 사산, 산후 숨이 찬 증세 등 산부인과의 병에서 아이 오줌은 치료약물로 인식되었다. 이에 관련된 다른 사례는 사서(史書)에서도 빈번하게 찾을 수 있는데, 대표적으로 우암 송시

---

111) ᄌ식이 복듕에셔 주거 반만 걸여 나디 아니며 혹 등의 브터 아니나 엄이 긔절코져 ᄒ거든 도틱 기름과 됴ᄒ 꿀 각 ᄒ되, 됴ᄒ 술 두되. 이를 달혀 두되 되거든 둘헤 ᄂ화 머그면 즉제 나ᄂ니라. 술 몯 머거든 동ᄌ 쇼변을 쓰라. 세종대왕기념사업회, 앞의 책, p.124.
112) 화예셕산은 포의 아니나ᄂ 딕 ᄀ장 됴ᄒ니 동ᄌ 쇼변의 ᄒ 돈을 플어 머그면 즉시 나ᄂ니라. 세종대왕기념사업회, 앞의 책, p.132.
113) ᄌ금환은 훗비를 죽게 알하 빅가지 약이 효험 업스니를 고티ᄂ니 실쇼산 ᄀ를 초의 ᄆ라 달혀 걸거든 잉도 마곰화 지어 두 환식 더운 술과 동ᄌ 쇼변 반 잔식 합ᄒ야 플어 머기라. 세종대왕기념사업회, 앞의 책, p.181.
114) 탈명산은 산후 쳔증을 고티ᄂ니 몰약혈갈 다 ᄀ티ᄒ야 ᄀ로 밀ᄀ라미 두 돈 식 동ᄌ 쇼변과 됴ᄒ 술 각 반잔식 합ᄒ야 플어 두어 소솜 달혀 머기면 신효ᄒ니라. 세종대왕기념사업회, 앞의 책, p.197.

열의 일화에서 아이의 오줌을 마심으로써 자신의 지병을 치료하였던 예를 들 수 있다.[115] 조선시대에는 오줌이 질병치료의 약물로 사용되었으나, 서양의학이 도입되면서부터 노폐물이라는 인식 때문에 지금은 민간요법의 하나로 사회 저변에서 활용되고 있다.

그 밖에도 《언해태산집요》에는 부인과 질병에 대한 주술요법인 방술이나 부적, 그리고 금기 등의 치료법이 적혀 있다. 부인과의 주술요법은 태아의 건강과 질병 예방의 목적도 있지만 조상숭배와 남성 중심의 가계계승이라는 문화의 영향으로 남아 출산을 기원하면서 시행되었다. 부인과의 주술요법은 다음의 내용을 통해서 유추할 수 있다.

> 득효방에 일렀으되, 자식을 임신한 지 석 달째에는 태아의 혈맥이 흐르지 아니하므로 얼굴이 상하여 변한다. 이때는 아직 남녀가 정해지지 않았으므로 약과 방술로 돌려서 사내아이가 되게 한다.[116]

부인이 임신한 지 석 달이 지나도 태아의 혈맥이 흐르지 않을 경우 약과 방술을 사용하는 것은 남아선호사상 때문이었다. 또한 아이를 출산할 때 산모들은 저마다 부적을 하나씩 간직하고 있었는데, 이는 옆의 '안산방위도'이다.

이 '안산방위도'는 부인들이 출산을 할 때, 나쁜 사기를 피하고 산

---

115) 장용운, 《행복이 담긴 선물》, 경성라인, 2006, p.126.
116) 《諺解胎産集要》 득효방의 굴오디 주식 비니 석 둘을 일홈을 굴온 티니 혈믹이 흐르디 아니ᄒᆞ야 얼골을 샹ᄒᆞ야 변ᄒᆞᄂᆞ니 이저긔 남녜 명티 몯ᄒᆞ여시모로 약과 방슐로 두루혀 ᄉᆞ나히 되게 ᄒᆞᄂᆞ니라(세종대왕기념사업회, 앞의 책, p.61).

모와 아기의 건강을 기원하는 방위를 나타낸 부적이다.

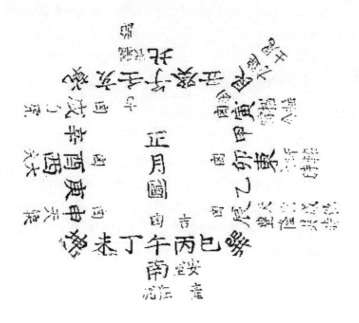

〈그림〉 안산방위도117)

이와 더불어 출산 시 땅에 축문을 빌었는데,118) 다음은 축문의 내
용이다.

"동차십보 서차십보 남차십보 북차십보 상차십보 하차십보 벽
방지중 사십여보 안산차지 공유예오 혹 유동해신왕 혹 유서해신

---

117) 세종대왕기념사업회, 앞의 책, p.221.
118) 《諺解胎産集要》 아기 나흘 짜 비는 축문이라(세종대왕기념사업회, 앞의 책,
  p.222).

왕 혹 유남해신왕 혹 유북해신왕 혹 유일유장군 백호부인 원거십
장 헌원초요 거고십장 천부지축 입지십장 영북지공한 산부모씨
안거무소방애 무소외기 제신옹호 백사축거 급급여율령"을 세 번
외운다.119)

또한 주술요법의 일환으로 달마다 다른 태살의 장소를 설명하고
있다.120)

　　정월에는 방안의 침대에 있고, 2월에는 창문에 있고, 3월에는
방문에 있고, 4월에는 부엌에 있고, 5월에는 눕는 자리에 있고, 6
월에는 침대나 창고에 있고, 7월에는 방아나 맷돌에 있고, 8월에는
변소문에 있고, 9월에는 방문에 있고, 10월에는 침대와 방에 있고,
11월에는 화로나 부엌에 있고, 12월에는 침대나 방에 있다.121)

태살은 달마다 태아를 해치는 독한 기운이나 귀신의 짓거리를 말
하는 것으로 이를 막기 위하여 주술요법으로 살풀이하는 것을 말한

119) 《諺解胎産集要》 東借十步 西借十步 南借十步 北借十步 上借十步 下借十步 壁房之中
　　四十餘步 安産借地 恐有穢汚 或有東海神王 或有西海神王 或有南海神王 或有北海神王
　　或有日遊將軍 白虎夫人 遠去十丈 軒轅招搖 擧高十丈 天符地軸 入地十丈 令此地空閑
　　産婦某氏 安居無所妨碍 無所畏忌 諸神擁護 百邪逐去 急急如律令 畢讀三遍 得效(세종
　　대왕기념사업회, 앞의 책, p.222).
120) 《諺解胎産集要》 둘마다 도ᄂᆞᆫ 틱ㅣ살 인ᄂᆞ 디ㅣ라(세종대왕기념사업회, 앞의
　　책, p.223).
121) 《諺解胎産集要》 정월의ᄂᆞᆫ 방과 상의 잇고, 이월의ᄂᆞᆫ 창의 잇고, 삼월의ᄂᆞᆫ 문과
　　둉당의 잇고, ᄉᆞ월의ᄂᆞᆫ 브어긔 잇고, 오월의ᄂᆞᆫ 몸과 상의 잇고, 뉴월의ᄂᆞᆫ 상과
　　곡식 녀흔 딕 잇고, 칠월의ᄂᆞᆫ 방ㅎᆞ과 매예 잇고, 팔월의ᄂᆞᆫ 뒷간의 잇고, 구월의
　　ᄂᆞ 문의 잇고, 시월의ᄂᆞᆫ 방의 잇고, 동지ᄯᆞᆯ애ᄂᆞᆫ 화뢰예 잇고, 섯쳐ᄅᆞᆯ애난 평상
　　의 잇고, ᄌᆞ툭날은 둉당의 잇고, 인묘 진유날은 브어긔 잇고, ᄉᆞ오날은 문의 잇
　　고, 미신날은 울헤 잇고, 슐ㅎᆡ날은 방의 인ᄂᆞ니라. 세종대왕기념사업회, 앞의
　　책, p.223.

다. 당시에는 이러한 태살의 장소를 피하여 출산하면 산모와 아이가 건강하다는 주술적 믿음이 강하였다. 그 외에도 《언해태산집요》에서는 "옷을 너무 덥게 입지 마라", "밥을 너무 배부르게 먹지 마라", "술이 많이 취하지 않도록 하라", "탕약을 함부로 먹지 마라", "침구를 함부로 맞지 마라", "무거운 것을 들지 마라", "높은 곳을 오르지 마라", "험한 곳을 건너지 마라", "오래 누워 자지 마라", "반드시 때때로 걸어라", "해산달에 머리를 감지 마라"[122] 등 임산부의 금기사항과 "임신한 부인이 뒷간에 들어갈 때를 기다려 남편이 뒤에서 부인을 불러라. 이때에 왼쪽으로 머리를 돌리는 경우는 남아이고 오른쪽으로 머리를 돌리는 경우는 여아이다"[123]라는 경험적 사례 등으로 남아와 여아를 구분하였다.

《언해태산집요》에서 임산부의 부인과 질병에 쓰이는 것은 전통 민간요법인 고약이나 불수산 같은 민간 처방법 및 약재들이다. 특히 병증 항목에는 증상이 자세히 기재되어 있는데, 의원을 기다리기 어려울 때에 사용하는 방술이나 금기, 그리고 안산방위도와 같은 민간의 주술요법을 소개하여 주술적 기능을 동원해서라도 질병 예방과 태아의 건강관리에 중점을 두고 있었음을 알 수 있다.

---

122) 《諺解胎産集要》 즈식 빈 겨집이 옷도 너무 덥게 말며 밥ᄃ 너무 비브르게 말며 술도 ᄀ장 취케 말며 탕약을 간대로 먹디 말며 침구를 간대로 말며 므거운 것 들며 노픈ⓐ 오ᄅ며 험흔ᄃ 건너기를 말며 오래 누어 자기 말며 모로미 시시로 건니고 나흘 들애 머리 곰디 말라. 세종대왕기념사업회, 앞의 책, p.72.

123) 《諺解胎産集要》 또 글오디 즈식 빈 겨집이 뒤깐닉 들적을 보와 남진이 뒤흐로셔 셜리 브르면 외녁크로 머리 도ᄂ니ᄂ 스나희오 올흔 녁크로 도ᄂ니ᄂ 간나히라. 세종대왕기념사업회, 앞의 책, p.59.

4. 《동의보감》에 나타나는 민간요법

《동의보감》은 한의서로 널리 알려져 있으나, 실재 백성이 주로 사용하는 민간요법을 수록한 가장 우수한 서적이라고 할 수 있다. 각 항목마다 뒷부분에 단방요법(單方療法)을 기록하여 가난한 백성들도 비용을 들이지 않고 간편하게 치료할 수 있도록 배려하고 있어, 민간에서 백성의 치료 방법으로 활용도가 높았다. 단방요법이란 하나의 약물만으로 질병을 치료할 수 있는 방도를 제시하는 것이다. 사용되는 약물은 주변 산야에 널려 있는 야생약재나 주변에서 흔히 구할 수 있는 것으로써, 이는 《동의보감》이 민간요법의 대중화에 기여한 부분이다.

"산간벽지에는 의사와 약이 없어서 일찍 죽는 사람이 많다. 우리나라에는 곳곳에 약초가 많이 나기는 하나 사람들이 잘 알지 못하니, 이를 분류하고 지방에서 불리는 이름을 같이 사용함으로써 백성이 알기 쉽게 하라."124)

---

124) 《東醫寶鑑序》村僻巷無醫藥 而夭析者多 我國鄕約多産 而人不能知爾 宜分類拄書 鄕名使民易知. 허준 원저/동의문헌연구실 편역, 앞의 책, p.31.

위의 내용은 선조가 허준에 명한 것으로, 《동의보감》의 저술 취지가 잘 나타나 있다. 특히 중요한 것은 처방에 대한 백성의 이해도를 높이기 위해서 한글로 기록한 637개의 향약 이름이다. 《동의보감》의 본초에는 한자 이름 외에 한글 이름을 우선 기록하여 기원식물을 밝혔고, 해당하는 한글 이름이 도감이나 명감에 없는 경우는 한자 이름으로 기록한 식물을 기원식물로 하였다. 그리고 한자 이름마저 도감이나 명감에 없는 경우는 본초의 한자 이름에 해당하는 한글 이름 표기가 있는 식물을 기원식물로 하였다.125) 이와 같이 《동의보감》에서는 우리나라에서 산출되는 향약의 이용과 보급을 강조하는 등 실용성을 가장 중요하게 보았다.

《동의보감》은 〈내경편〉, 〈외형편〉, 〈잡병편〉, 〈탕액편〉, 〈침구편〉으로 구성되어 있다. 각 편에는 의론과 방론이 빠짐없이 채록되어 있고, 각 병증에 대한 고금의 처방들뿐만 아니라 속방들과 자신의 경험방, 그리고 수많은 약에 대한 자료를 수록하고 있다. 예를 들어 《동의보감》은 질병 치료를 위하여 사용하는 재료가 음식인 경우와 본초인 경우를 비롯하여, 섭생 등의 여러 방법을 고르게 적용하고 있다.

질병 치료를 위한 재료가 음식인 경우에는 약식동원(藥食同源)이나 의식동원(醫食同源)이라는 동양 전통의학 사상과 이론에 근거하였다. 약식동원(藥食同源)이나 의식동원(醫食同源)은 음식을 통해 식품과 한약재가 가지고 있는 기능적 특징을 조화시켜 섭취함으로써, 질병을 예

---

125) 서강태, 〈동의보감 탕약편에 수록된 본초의 분류〉, 경성대학교 박사학위논문, 1997, p.12.

방하고 체질을 개선한다는 의미이다. 이에 따라《동의보감》에서는 주변에서 흔히 구할 수 있고 대수롭지 않은 풀이나 열매, 꽃, 과일, 매일 먹는 식품 이외 풀뿌리와 나뭇잎 등으로 음식을 구별하였고, 복용방법과 질병에 대한 치료 효과나 치료에 이용하는 방법을 설명하고 있다.

민간요법적인 의미를 가진 내용은 본초에서 주로 단방을 사용하는 경우이다.《동의보감》에 나타난 민간요법은 단방의 처방에서 신형(身形), 정기(精氣), 신(神), 오장육부(五臟六腑) 등 장기(臟器) 내에서 활용되는 부분과 토(吐), 한(汗), 곽란(霍亂), 제상(諸傷) 등의 증상에 대한 구별이 특별히 요구되지 않는 질환에서 민간요법의 활용 비중이 높은 것을 볼 수 있다. 반면 내상이나 허로(虛勞), 부인, 소아 등 구체적인 병증의 진단이 필수적인 항목에서는 상대적으로 민간요법의 비중이 낮게 나타나고 있다.126) 중증치료에 쓰이는 기술적 치료 방법이나 긴요하고 복잡한 약제의 처방은 일반인이 활용하기에는 어려움이 있었다. 중증치료에 민간요법적인 치료를 배제한 것은 민간의 의료수준을 고려하여 혹시 발생할 수 있는 부작용을 최소한으로 줄이고자 했기 때문이다.

또한《동의보감》은 기본적으로 일상생활의 섭생을 중요시하고 있다.

사람에게 나른해지는 병이 까닭 없이 발생하는 것이 있으니 반드시 무겁거나 가벼운 것을 가지고 종일 바쁘게 다닌 데서만 오지 않는다. 오직 한가한 사람에게 이 병이 많이 생긴다. 대개 한가하

---

126) 오세창,〈《東醫寶鑑》에서 單方 민간요법이 주는 의미〉,《동의생리병리학회지》, 2006, p.7.

고 편안한 사람은 흔히 운동을 하지 않으며 배불리 먹고 앉아 있
거나 잠을 자기 때문에 경락이 잘 통하지 않고 혈맥이 응체되어
그렇게 되는 것이다. … 또한 영양분이 많은 음식만 먹고 잠만 잘
것이 아니라 항상 몹시 피곤하지 않을 정도로 일해야 한다. 영위
가 잘 돌아가고 혈맥이 잘 조화되게 해야 한다. 비유하면 흐르는
물이 썩지 않으며 문지방이 좀이 먹지 않는 것과 같다.127)

《동의보감》에서 말하는 섭생은 병을 예방하기 위한 것으로 생활에
서 혈맥이 잘 흐르기 위한 영양섭취나 일, 휴식 등 모든 것을 과하지
않고 적당하게 하라는 것이다. 만약 병증이 나타난다면 이에 대한
처방으로는 "가만히 있으면 기가 막힌다. 기가 막혀 몰린 것이 경한
것은 움직이면 낫지만, 중한 것은 귤피일물탕을 써야 한다"128)는 단
방의 처방을 하고 있다.

그러므로 《동의보감》에서는 평소 생활에서 건강을 유지하고 질병
을 예방하는 의미에서의 민간요법과 실제 질병이 발생하였을 때 즉
시 대처할 수 있는 처방을 함께 서술하고 있다. 이는 일상생활에서
의 건강유지 방법과 질병의 치료에 백성이 흔히 알고 있는 민간요법
을 활용해야 한다는 견해를 피력한 것이다. 또한 백성이 활용하기
쉽도록 증상 위주로 서술하여, 가능한 정확한 진단이 필요한 병증과

---

127) 《東醫寶鑑》〈內景篇〉 臞仙曰人之勞倦有生於無端不　必持重執輕仡仡終日　惟是閑人多
　　　生此病　盖閑樂之人　不多運動　氣力飽食坐臥　經絡不通　血脈凝帶使然也　是以貴人貌樂而心
　　　勞　賤人心閑而貌苦　貴人嗜慾不時或昧於忌犯　飲食珍羞便乃寢臥　故常須用力但不至疲極所
　　　貴　榮衛流通血脈調暢　譬如流水不汚戸樞不蠹也. 허준 원저/동의문헌연구실 편역, 앞
　　　의 책, p.285.
128) 《東醫寶鑑》〈內景篇〉 入門曰逸則氣滯　亦令氣結輕者　行動卽愈重者　橘皮一物湯. 허준
　　　원저/동의문헌연구실 편역, 앞의 책, p.285.

연결시켜 민간요법을 신중하게 사용하였다.

지금까지 조선시대의 민간요법에 대해 수록한 다양한 문헌들을 살펴보았다. 조선시대에는 왕실부터 일반인에 이르기까지 다양한 환경에서 수많은 사람들이 자신들만의 방식으로 완치된 경험을 구술하거나, 지식인들이 효과가 입증된 민간요법들을 다시 민간에 확산시키기 위해 문헌에 기록한 내용들이 대다수이다. 민간요법들은 누적된 치료 경험을 토대로 채집되었으며, 치료법의 실제 임상효과로 인해 국가 주도로 백성들이 구하기 쉬운 의약재료와 의료행위를 전파하면서 강한 전승력을 지니며 활용되었다는 것을 알 수 있다.

결국 민간요법이 오늘날까지도 그 생명력을 지속하며 전승될 수 있었던 것은 백성들이 주변에서 쉽게 구할 수 있는 약물재료, 이를 달여 먹거나 찧어서 바르는 등 누구나 실천할 수 있는 의료행위, 그리고 이로 인한 치료 효과 때문이다.

제4장 민간요법의 현황

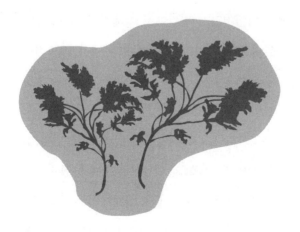

1. 민간요법의 단절과 변화

1) 민간요법의 단절

전통적 민간요법은 일제강점기에 이르러 서양식 의료제도가 도입되면서 점차 잊혀지기 시작한다. 서양의학은 항생 치료 및 한의학에서 다루지 못하는 외과적 치료를 통한 질병의 완치를 추구하므로, 대다수의 국민들은 점차 전통 한의학이나 민간요법보다는 서양의학에 의존하게 되었으며 국가 제도의 정착으로 대중화되었다. 그래서 민간요법은 점차 일반적 의료행위라기보다는 비과학적 주술 의료행위라는 인식이 확산되었다. 식민정부의 서양의학 위주의 의료정책이 광복 이후에도 이어지면서 민간에서 행해지던 치료요법이 온전히 전승되기에는 어려움이 있었다. 민산요법에 대한 제도석 보호는 물론 없었으며, 민간요법의 기능과 지식의 전승 및 약재 생산 또한 국가적으로 등한시되었다.

1948년 이후, 정부는 의료 주변부에 있던 의생을 한의사라는 지위로 격상시킴으로써 전통의학의 영역을 체계화하였으나, 이는 기존에 존재하였던 침구학계를 제도권에서 배제시키는 결과를 초래하였다. 조선조에는 침의·구의·한방의로, 일제강점기에는 침사와 구사로 전문영역을 확보하고 있던 '침구사'가 해방 이후 〈국민의료법〉이 제정되고 〈의료법〉으로 개정되는 과정에서 제도권에서 배제되었던 것이다. 따라서 동일한 한의학적 치료를 시행하지만 '침사, 구사'의 자격이 사라져 버림에 따라 이에 종사하는 전문치료사들이 비제도권 민간요법의 전통의학적 치료영역으로 밀려나면서 법적 보호를 받지 못하게 되었다.

전통적인 민간요법을 시행하는 민간요법사 및 한의와 한약, 침구 등의 비제도권 민간요법에 평생 동안 종사해 온 원로 민간요법사들의 대부분은 공식적인 의학교육보다는 한방업소 근무나 사사, 체득, 독습 등의 방식으로 전통적 지식과 기능을 습득해 왔으므로, 치료에 대해 기술적이며 경험적인 지식을 가지고 있다. 하지만 서양의학과 한의학이 제도권 의료영역이 되면서 민간요법사 스스로 자신의 치료의술을 밝힐 수 있는 기회가 사라지고 있다. 또한 이들이 점차 자연 사멸함에 따라 그들이 가진 경험적 지식도 함께 사라지면서 이제는 거의 멸실 직전에 이르렀다.

현재 전통적 민간요법 및 전통의학적 민간요법은 의학의 발달이나 전승 주체자의 고령화와 사망 등으로 자연 소멸되고 있다. 또한 일상생활의 비과학적인 경험적 산물이라는 이유로 제도권 의료에서도 원활히 흡수·계승되지 못했기 때문에 전수자의 감소로 전승이 단절되고 있다. 이제 소수의 민간요법만이 그 요법의 치료명으로 비제도권의 영역에서 명맥을 유지하고 있다.

2) 민간요법의 변화

민간요법은 의료발달과 함께 많은 부분이 자연 소실하였으나 일부분은 변화의 과정에 있다. 민간요법은 과거 많은 사람의 생활문화로 전승되었으나, 현대에는 민간요법사, 민간치료사, 전통의술사, 전통요법사 등 소수의 전문화를 통한 전승으로 전승양식이 바뀌어 이어지고 있다. 이들의 대다수는 일상생활과 경험지식의 수준에서 제도권 의료가 접근하기 어려운 의료 사각지대를 보완하고 있으며, 일부 민간요법은 치료의 효험을 인정받아 제도권 의료로 편입되거나 건강식품과 치료기술로 주목받아 상품화됨으로써 그 명맥을 이어가고 있다.

현재 우리나라에서는 건강 관련 강좌나 각종 민간요법 강좌에 많은 수강생이 몰리는 등 질병에 대한 전통적 자연치료에 관심이 높아지는 추세이다. 삶의 질 향상에 따른 수명연장으로 국내에서는 건강과 질병 예방 및 치료에 대한 관심이 증가하고 있으며, 인체의 자연회복으로 자가치료를 위주로 하는 민간요법을 선호하는 양상은 의료시장의 수요에까지 영향을 미치고 있다.

하지만 한의학계에서는 환자가 스스로 선택한 민간요법의 치료정보나 전통의학적 민간요법에 대해 법적인 제재조치를 요구하고 있다. 공적교육제도의 미비에 따른 비전문화 등 민간의술을 신뢰할 수 없으므로 결국 국민의 건강을 해칠 것이라는 논리를 내세우는 것이다.

또한 국내의 의학계는 민간요법에 대한 국민의 관심이 높아지는 추세가 결국 국민건강을 해칠 가능성이 있다는 명분을 내세워 건강에 관련된 강좌나 대안의학강좌를 제한하거나 금지해야 한다고 주장한다. 그리고 사설기관에서 배운 지식을 토대로 침구시술 봉사에 나선 일반인들을 사법당국에 고발하는 등 국가적 제재를 요구하기도 하였다.[1)]

비록 현재는 민간요법이 현대의료체계에서 제도권의 주변부에 있지만, 민간요법은 삶을 영위하는 과정에서 경험을 통해 얻어진 자연요법으로 질병을 치료하는 의학임에는 틀림없다. 이와 같은 민간요법의 가치를 인식하여 현재는 논리성과 객관성을 바탕으로 민간요법을 재평가하려는 움직임이 학계나 출판계, 미디어 등에서 다양하게 일어나고 있다.

여기에 정보화사회의 도래에 따라 건강의료상품이나 의료정보가 어느 특정 계층에 집중되지 않고 많은 사람에게 공유되고 있다. 그래서 환자 중심의 치료관념이 확산되어 자신의 건강관리와 질병치료에 대해서 직접 치료 방법을 판단하고 선택할 권리가 점차 강조되는 추세이다. 기존 의학계의 제재가 있지만 인체의 자연치유에 관심을 가진 일반대중에 의해서 선택된 민간요법은 여전히 이용되고 있다. 이러한 대중의 인식변화는 민간요법의 효험성에 대한 입증임과 동시에 의료시장에서 민간요법의 변화 및 수요와 공급을 창출하는 주요 요인이 되고 있다.

---

1) 조창희, 〈중소도시지역 민간의료시술자 연구〉, 한국사회역사학회, 2011, pp.79-99.

2. 민간요법의 현실

질병 치료를 위해 환자들이 온라인이나 오프라인 등의 각종 매체를 통해 찾는 치료법은 서양의학과 한의학의 제도권 의료와 지역 전통적 민간요법이나 전통의학적 민간요법 등 비제도권 의료로 구분된다.

현대의학은 제도적으로 의료 자격을 획득한 제1종 의료·치과의사, 제2종 한의사가 전담한다. 이들의 자격과 면허는 "문교부 장관이 인가한 의학(의학·치의학·한의학)을 전공하는 대학을 졸업한 자나 주무부 장관이 시행하는 검정시험에 의하여 전기 학교를 졸업한 자와 동등한 학력이 있다는 인정을 받은 자로 국가시험에 합격한 자에게 부여"한다.[2] 그리고 이들을 보좌하거나 독립적인 업무를 수행하는 구성원은 간호사, 물리치료사, 방사선사, 약사, 한약사 등이다. 현재 이러한 사회의료 구도에서 민간요법은 체제 외적인 분야이다.

민간요법적인 치료는 침사·구사[3] 같이 면허를 받은 유사의료업자들이 정해진 범위 안에서 시술을 하거나, 각 지방이나 사회 주변부의

---

2) 이주연, 〈의료법 개정을 통해서 본 국가의 의료통제〉, 《의사학》 제19권, 2010, p.391.
3) 조선시대에는 침의와 약의가 있었다. 침의는 전통의료의 한 축으로써 육성되어 왔으며 일제강점기에 접어들면서 침구사라는 독자적인 지위를 인정받았다.

지역 전통적 민간요법사들이 시행하고 있다. 그러나 전통적 민간요법사 및 소수의 침구사를 제외한 민간요법사의 치료행위는 관련 법의 소멸에 따라 법적으로 금지되어 있다. 따라서 현재 민간요법 전수자와 전승자는 사회봉사로 치료행위를 하거나 일반 대중의 치료선택에 따라 민간에서 암암리에 치료하고 있다. 또한 민간요법의 전승도 전문적으로 이루어지는 것이 아니라 민간 차원에서 설립된 침구학원이나 평생교육원의 침구강좌 및 민간요법 강좌를 통해 이어진다.

한의학은 역사적으로 일정한 시기에 제도화되었으므로 민간요법과 한의학의 진료영역을 공유하지만, 침구는 물론 벌침과 수지침, 부항과 사혈, 명상과 기공, 안마와 지압, 활법 등 일반 지역의 전통 민간요법까지 포괄할 수 있으므로 그 범위는 더 넓다고 할 수 있다.

특히 침구요법은 한의학의 주요한 치료영역으로 민간요법과 한의학이 첨예한 마찰을 빚는 분야이다. 한의사들은 민간요법 가운데 침구요법이 표준화된 과학적 근거를 찾을 수 없다는 이유로 국민 건강에 심각한 문제를 내포하고 있기 때문에 법적으로 금지해야 한다는 논리를 펴고 있다.[4] 또한 치료에 나타나는 임상효과도 단순히 한의학이 가지고 있는 특성 중에 미미한 반응에 지나지 않는다고 주장한다. 반면 침구사들은 기존의 한의학계에서 민간요법을 반대하는 것은 낮은 의료비의 민간요법이 의료시장을 잠식하는 것에 대한 우려

---

4) 대한한의사협회는 검증되지 않은 민간요법을 전면적으로 허용해야 한다는 일부의 주장에 객관적, 역사적 근거 없이 민간요법을 무분별하게 허용하는 것은 국민의 소중한 생명을 위협하고 의료법 체계의 근간을 뒤흔드는 매우 위험천만한 발상이라고 경고했다(《침술연합신문》, 2010. 10. 15.).

가 실제 이유라고 주장한다.

이는 전통의학적 민간요법의 몇몇 민간요법사들이 제도권 의료계에서 치료가 불가능하다고 선언되었던 난치병을 치료하거나 만성질환을 호전시켜 완치시킴으로써 그 치료효과를 입증하였기 때문이다. 따라서 이러한 치료 경험을 토대로 하여 일종의 비법 형태로 유지되어온 민간요법을 일방적으로 제재하는 것은 다양한 경로의 질병치료 방법을 스스로 선택할 수 있는 환자의 권리를 차단하는 것이다. 또한 오랜 세월을 거쳐 수련된 뛰어난 의료 기술 및 이 속에 포함된 지역 전통의 민간요법과 전통 민족문화를 사장시키는 것이다.

때문에 민간요법 전문가의 기술과 지식에 대한 치료 효과의 검증을 기반으로 민간요법의 학문적 체계화 및 제도적 보호가 시급하다. 이는 바로 환자의 의료선택권을 존중하기 위함이며 의료비용 절감, 기존 의료의 한계점 개선 및 국가적 의료의 발전과 국민건강을 증진하기 위한 하나의 대안이 될 수 있기 때문이다.

3. 민간요법의 이용 현황

세계 의료선진국에서는 국가의 새로운 고부가가치 산업으로 의료

시장을 선정하고 민간요법을 적용한 치료 방법을 도입하여 의료시장
의 진출을 확장해 나가고 있다. 또한 기존 의료계에서도 의료체계의
한계를 보완할 수 있는 의료자원의 필요성이 대두되고 있다. 예를
들면 감기처럼 아직까지 완벽한 치료 방법이 없거나 암, 당뇨 등과
같은 난치병과 천식, 아토피와 같은 알레르기성 질환 등 만성질환에
대한 의료자원이 그 한계에 이르렀기 때문이다. 기존의 제도권에서
완치하지 못하거나 재발하는 질병에 대해 환자들은 제도권 밖의 민
간요법에 대한 의존도를 높이고 있다.5) 즉 민간요법은 기존의 제도
권 의학의 대안으로서 무한한 잠재력을 가지고 성장해 나갈 새로운
개척 분야로 주목받고 있는 것이다.

　구체적으로는 우리나라 일반인 1,284명을 대상으로 민간요법 사용
실태를 조사한 결과, 한 가지 이상의 민간요법을 이용해 본 경험이
있다고 응답한 사람이 953명으로 전체의 74.2퍼센트로 나타났다. 암
환자 333명을 대상으로 한 조사결과는 환자의 79.0퍼센트, 당뇨병 환
자 535명의 경우에는 환자의 77.4퍼센트, 알레르기 환자 547명의 경
우에는 환자의 71.5퍼센트, 감기 환자 500명의 경우에는 56.0퍼센트
가 지난 1년 동안 한 가지 이상의 민간요법을 사용한 적이 있다고
응답하였다.

　이들이 지난 1년 동안 민간요법적인 치료행위에 지출한 비용은 일
반인이 16만 4,252원, 암환자가 48만 6,488원, 당뇨병 환자가 26만

---

5) 경희의료원의 연구조사 결과, 조사대상의 53퍼센트가 천식치료에 민간요법을
　사용한 것으로 나타났다(《한국경제신문》, 2007. 4. 25.).

4,286원, 알레르기 환자가 16만 8,089원, 감기 환자가 3만 7,177원인 것으로 응답하였다.6) 이와 같은 조사 결과는 대부분의 일반인들과 환자들이 민간요법적인 치료를 여전히 선택하고 있다는 것을 증명하는 것이다.

이 밖에도 많은 사람들은 현대의학이 고치지 못하는 질병 치료와 통증 해소를 위해 민간요법을 찾고 있으며 이에 대한 치료만족도가 높다. 구체적인 예로 민간요법의 하나인 활법으로 치료받은 환자의 만족도와 제도화 가능성에 관한 설문조사 결과는 이를 뒷받침한다.

첫째, 수기요법을 알게 된 경로는 주변 사람의 도움으로 알게 된 경우가 77.7퍼센트로 가장 높았다. 그리고 수기요법을 받은 이유는 전체적으로 통증 해소가 47.1퍼센트로 가장 높았으며, 다음으로는 피로 회복이 30.1퍼센트로 나타났다. 또한 시술 후의 신체 불편 감소효과는 전체적으로 "차도가 조금 있다"가 51.9퍼센트이며, "차도가 많다"가 35.4퍼센트로 나타났다.

둘째, 동방활법을 선호하는 이유는 "시술에 대한 전문적 기술이 있다", "동방활법의 시술과 일반 수기요법이 진단 방법 면에서 차이가 있다", "동방활법은 일반 수기요법에 견주어 시술 효과가 빨리 나타난다", "시술 후 다른 수기요법에 견주어 효과가 지속적이다"라는 순으로 나타났다.

셋째, 1회 시술비용은 5만 원이 가장 많았으며, 집단 간에는 미미한 차이(p<.001)를 보였다.

넷째, "민간자격증에 의한 치유는 법에 위배된다는 사실을 모르고 있다"는 응답이 59.2퍼센트이다. 이 때문에 국가 자격증 전환에 찬성하는 의견이 79.1퍼센트로 높게 나타났다.7)

---

6) 최선미, 앞의 논문, 2012, p.27.

'활법'은 골격을 맞추는 치료법으로 골격을 바르게 하는 '정골요법'에서 파생된 치료 방법이다. 환자들은 다른 수기요법보다 활법을 통해 통증 해소와 피로 회복에 대하여 만족할 만한 효과를 보았으며, 그 효과는 지속적인 것으로 나타났다. 또한 과반수의 환자들이 민간자격에 의한 시술이 위법임을 모르고 있었지만 국가자격증으로 전환에 찬성하는 의견이 79.1퍼센트로 높게 나타났다. 그리고 활법치료를 선택한 이유가 먼저 시술효과를 본 주변 사람의 권유였다는 점은 활법의 뛰어난 치료효과를 방증하는 것이다.

효과가 있는 민간요법은 생활밀착형 건강관리 방법이라는 새로운 이름으로 이목을 끌고 있다. 생활밀착형 건강관리 방법은 개인이나 가족의 건강 증진, 질병 예방, 질병 치료, 건강상태로의 회복을 목적으로 병원이나 한의원 등의 도움 없이 가정에서 사용하는 의료처치 방법이다.

〈2010년 인구 주택 총 조사 보고서〉에서 선정한 1,065명을 대상으로 한 연구에서는 실제 생활밀착형 건강관리 방법을 사용하는 사람이 전체의 68.8퍼센트인 733명으로 나타났으며, 이들은 평균 2.5개의 민간요법에 관한 건강관리 방법을 수행하고 있었다. 생활밀착형 건강관리 방법 이용자 733명의 종류별 이용률은 식이요법이 51.3퍼센트, 건강보조식품 47.7퍼센트, 홍삼 등의 한약기반 건강보조식품 23.2퍼센트, 체했을 때 사혈 21.4퍼센트, 민간요법 운동 16.9퍼센트, 지압

---

7) 이진우, 〈자연치유에서의 동방활법에 대한 고객 인식도 조사〉, 명지대학교 박사학위논문, 2011, pp.99-101.

및 마사지 13.1퍼센트, 약차 마시기 10.9퍼센트 등의 순으로 나타났
다. 그리고 건강관리 방법이 필요한 대상을 중복 선택한 조사(3개)
에서는 노인 72.3퍼센트, 만성병 환자 61.7퍼센트, 임산부 32.3퍼센트,
수험생 28.4퍼센트, 영유아 20.7퍼센트라고 응답하였다.[8]

〈표-4〉 생활 밀착형 건강 관리법 이용자

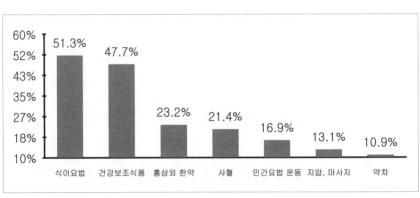

이러한 연구 결과는 인간의 수명이 늘어나고, 만성질환 환자가 증
가함에 따라 건강관리의 중요성에 대한 일반인의 인식이 증대되었음
을 나타낸다. 또한 생활밀착형 건강관리 방법이 만성질환 환자나 노인
에게 필요하다고 응답한 비율이 높은 것은 현대의 초고령 사회 진입
과 의료비에 대한 국가 예산 및 사회적 비용 증가에 대한 하나의 대안
이 될 수 있다는 점에서 의미가 있다. 따라서 국민의 건강에 대해 효
과가 검증된 민간요법의 도입을 신중하게 검토하여야 할 것이다.

---

8) 최선미, 앞의 논문, 2012, pp.144-7.

제5장 민간요법 활성화의 필요성

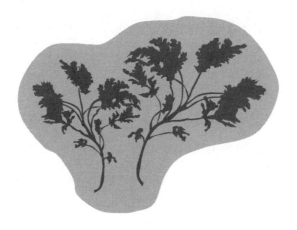

1. 보완대체의학으로서 의료적 필요성

2004년에 실시된 〈국민 생활 기초 조사〉에 따르면 질병이나 부상 등으로 몸에 이상이 있다고 느끼는 사람은 인구 천 명당 317.1명인 것으로 나타났다. 게다가 통원 치료를 받고 있는 사람도 천 명당 325.4명이나 된다고 한다. 즉 국민 3명 가운데 1명이 어떤 증상으로 인해 치료를 받고 있다는 뜻이다.[1]

서양의학적인 치료는 세균성 질환, 전염병, 외상치료, 응급처치 등의 영역에서 큰 성과를 나타내고 있지만, 다음과 같은 문제점 또한 내포하고 있다.

첫째, 서양의학에서는 원인요법이 아닌 질병의 증상에 대해서만 치료하는 대증요법을 사용한다. 대증요법으로 질병을 치료하면 원인이 사라지지 않은 상태에서 다른 부위의 부작용으로 질병이 악화되어 더 심각한 상태에 이를 수 있다. 증상완화제는 완치요법이 아니므로 계속 약을 먹어야 하고 당뇨병, 고혈압, 고지혈증, 심장병, 중풍, 알레르기 질환 등을 앓고 있는 대부분의 환자들은 평생 약을 먹

---

1) 안보철, 《병이 달아나는 신 건강법》, 삼호미디어, 2009, p.58.

어야 한다.

둘째, 서양의학적인 치료는 과잉 검사와 진료로 인해 환자의 의료비 부담이 크다. 이를테면 PET-CT는 검사비용이 약 100만 원에 달하며 최첨단 장비인 양성자 치료 비용은 약 3천만 원에서 4천만 원이다. 또한 많은 검사장비가 도입된 우리나라의 유명 종합병원에는 MRI나 PET 등의 검사를 받으려는 환자가 많기 때문에 몇 주 또는 몇 개월을 기다려야 하는 실정이다. 그런데 이보다 더욱 심각한 문제점은 이러한 장비들이 모두 방사능을 사용하여 측정하고 있다는 점이다. 기본적인 X-ray 촬영의 경우, 장비에 의한 방사능에 피폭된 후 몸 안에 축적된 방사능의 절반 정도가 몸 밖으로 배출되기까지는 30년이라는 시간이 걸린다. 그러므로 방사능에 노출된 몸의 세포가 파괴되어 어떠한 질병으로 나타날지 알 수 없으므로 이러한 장비들이 인체에 미치는 유해성은 말할 것도 없다.

셋째, 서양의학적인 치료는 수술의 남용으로 인해 심각한 부작용을 발생시키고 있으며, 이는 곧 환자 삶의 질 저하로 이어진다. 몸 전체의 유기적 관계를 외면해 온 서양의학은 맹장, 편도선, 신장, 쓸개, 자궁, 유방, 갑상선 등 각종 신체기관의 절제수술을 남용하여 인체에 심각한 후유증을 남길 수 있다. 우리 몸에서 수술로 제거해도 좋을 만큼 불필요한 기관은 원래 존재하지 않는다. 불필요한 장기라고 여겨왔던 맹장도 우리 몸에서 병원균과 싸우는 면역기능을 담당하므로 퇴화된 쓸모없는 기관이 아니다. 또한 자궁적출수술은 폐경기 이후의 여성에게 흔하게 이루어지나, 수술 자체의 위험성과 후유

증, 자궁을 들어낸 후의 삶 등을 감안한다면 이 수술은 반드시 재고
되어야 한다.

넷째, 서양의학적인 치료는 항생제 남용으로 새로운 질병을 발생
시키고 있다. 경제협력개발기구(OECD)의 2014년 의료 통계에 따르
면 우리나라의 항생제 사용량은 성인 인구 1천 명당 의약품 일일 소
비량 기준이 28.4로, OECD 평균 20.3보다 월등히 높다. 항생제 내성
문제도 심각해 대표 내성균인 메타실린내성 황색포도알균(MRSA)의
경우 내성률이 72퍼센트(2013년 자료 기준)로, OECD 국가 평균 내
성률인 29.7퍼센트보다 2.4배나 높다. 국내의 건강보험심사평가원에
따르면 감기 등 급성 상기도 감염에 대한 동네의원의 항생제 처방률
은 2009년 상반기 56.76퍼센트에서 지난해 상반기 45.21퍼센트로 감
소했다. 그러나 이러한 발표와 달리 항생제 소비량은 2008년 26.9(성
인 인구 1천 명당 의약품 일일 소비량)에서 2012년 28.4(성인 인구 1
천 명당 의약품 일일 소비량)로 오히려 증가세이다.2)

항생제는 말 그대로 세균을 죽이는 것으로 인체에 유익한 균까지
모두 없애버리기 때문에 몸의 균형을 무너뜨려 면역력을 저하시킨
다. 그러므로 항생제의 남용은 가벼운 감염으로 여겼던 질환으로도
면역력이 저하되어 병원균의 침입을 용이하게 한다. 그래서 사망자
가 늘고 중병에도 속수무책이 되는 근본적인 원인이 된다. 또한 기
존의 항생제에 강력한 내성을 가진 슈퍼 박테리아의 등장은 항생제
에 대한 새로운 항생제 개발이라는 악순환을 만들고 감염된 환자의

---

2)《연합뉴스》, 2014. 7. 8.

사망이라는 치명적인 결과를 초래하고 있다.

다섯째, 서양의학적인 치료는 인간의 몸을 기계적으로 다룰 뿐 마음과 정신, 영혼에 무관심하다. 만병의 근원은 마음이라는 말이 있지만, 스트레스를 유발하는 현대사회에서는 질병의 원인이 대체로 마음에서 기인하는 경우가 많다. 심신이 건강해야 오래 산다는 말이 있듯이 인간은 몸과 마음이 건강해야 하는데, 이러한 질병의 원인이 세균성이나 체질성보다 심인성에 의한 것이라는 주장이 점차 설득력을 얻고 있다. 혹자는 암의 발생도 마음에서 비롯된다고 하였으며, 병원에서 포기한 말기암 환자가 완치되고 에이즈 환자의 자연치유, 중증 아토피의 완치 등 서양의학이 설명하지 못하는 치유사례는 얼마든지 있다.

서양의학적 치료는 만성질환 또는 난치병 등 내인성 질병에 대해서는 대부분 큰 효과가 없으며 고통을 경감시키는 치료를 할 수 있을 뿐이다. 오늘날 환자의 가장 큰 비율을 차지하는 암, 고혈압, 심장병, 중풍, 간염, 간경화, 천식, 관절염, 위장병, 신장병, 당뇨병, 치매, 통풍 등의 만성질환에 대하여 서양의학적 치료는 잠시 증상을 억제할 뿐 완치와는 거리가 멀다. 그래서 현실적으로는 현대의 의사들이 치료하기 어려운 알 수 없는 병이 늘어나고, 치료가 가능한 병이라도 비싼 치료비 때문에 치료를 포기하는 경우가 많다.

오늘날 민간요법 또는 보완대체의학이 부상한 원인은 누구나 알고 있는 서양의학에 내재된 위험성과 심각한 문제점들이 표면으로 명백하게 드러났기 때문이다. 병원이 문을 닫으면 사망자 수가 현저하게 줄어든다는 것은 이미 외국의 의사파업기간 때 조사된 통계로 확인된 사실이다. 그래서 다수의 의사들은 서양의학적인 치료에 민간요법이나 보완대체의학을 의료에 편입시켜 치료의 한계를 보완하자고 주장한다. 하지만 우리나라 의료제도에서 이와 같은 치료법을 도입하기에는 입법의 근거가 될 수 있는 체계화된 연구조차 없는 등 많은 문제점이 있다. 가장 중요한 문제는 현재 의료체계에서 민간요법이 불법의료로 규정되어 있다는 점이다.

그러나 지역에서 전통적으로 축적된 민간요법만으로 치료한 사례는 다양하게 나타난다.

구전에 따르면 암에 걸렸을 때에는 느릅나무의 뿌리껍질을 삶은 물을 먹거나 차로 끓여 먹는 방법이 있다. 이와 같은 방법은 여러 지역에서 나타나는데, 서산시 동문시장과 해미면, 대전시 청양군 대치면·화성면, 보령시 오천면 등에서 이용되고 있다. 당뇨에 걸렸을 때에는 돼지감자와 구찌뽕나무의 줄기·뿌리가 좋다고 하여 이를 생으로 먹거나 달여서 먹는 방법이 있다. 이와 같은 방법은 공주시, 논산시 상월면·연산면, 서산시 부석면 등에서 이용되고 있다. 고혈압에는 양파나 들충나무 뿌리, 감나무 잎, 돌미나리 등이 좋다고 하여 이를 생으로 즙을 내거나 달여서 먹는 방법이 있다. 이와 같은 방법은 논산시 강경읍, 계룡시 금암동, 공주시 계룡면 등에서 구전으로 전래되고 있다.[3] 이처럼 약리적인 요법은 각각의 지역에서 구전이나 경험에 의해 전래되고, 지역 사람들에 의해 경험으로 축적된 치료 방법

---

3) 이상훈,《한국 민간요법 발굴 조사 보고서》, 한국한의학연구원, 2013, pp.56-67.

이다.

또한 영광군 송곡 정군도 할아버지는 지난 50여 년 동안 아픈 사람의 뼈를 주무르며 살았다. 그가 치료하는 주요 질병은 디스크, 요통, 관절통, 견비통, 좌골신경통, 신경마비, 탈골 등이다.[4] 전남 영광군 백수면 대전리의 김연창 할아버지는 집안에서 비방으로 내려오는 약으로 사람들의 질병을 치료한다. 약은 마치 무씨와 같으며 이를 환부에 붙이기만 하면 외부에 보이는 악성 종양, 염증, 어혈, 근종 등을 뽑아낼 수 있다.[5] 서천 정화연 할아버지가 치료하는 질환은 습진, 백납, 건선, 무좀 등의 피부병과 화상, 버거씨병, 종기, 화농, 이질, 축농증 등이다. 그가 쓰는 약재는 검정깨, 감자, 민들레, 쇠비름, 아주까리 열매, 파두, 금은화, 송진, 황토, 천일염의 간수 등 우리 주변에 흔히 있는 것들이다.[6] 이처럼 이들은 집안 대대로 내려오는 비방서와 옛 의서, 스님 등의 전통적인 비법을 통해 약재들의 쓰임새와 법제 방법을 터득하여 사람들의 질병을 치료하고 있다.

그 외에도 물리적인 요법과 주술적인 요법들이 이용된 사례가 있다. 어떤 직장암 말기의 환자 경우에는 2개월의 시한부 생명이었으나, 꾸준히 수지침요법을 이용하여 2년이 지난 지금도 생명이 연장되어 정상적인 생활을 하고 있다. 그리고 한 당뇨병 환자의 경우에는 합병증으로 인해 장기적으로 병원치료를 하며 약을 복용하다가 수지침요법을 이용하여 혈당의 수치를 정상으로 유지하였다. 또한

4) 김석봉, 《신향토명의》, 한솜미디어, 2004, p.255.
5) 김석봉, 앞의 책, p.235.
6) 김석봉, 앞의 책, p.222.

구안와사로 입과 눈이 비뚤어진 상태의 환자가 15일 동안 수지침요법을 이용하여 완치되었다.[7]

침구를 이용한 민간요법은 청양군, 충남 부여군, 공주시 반포면·계룡면, 논산시 강경읍, 서산시 부석면 등이 치료효과가 탁월한 것으로 유명하며, 주술요법인 푸닥거리는 공주시 계룡면·반포면, 충남 부여군, 보령시 오천면[8] 이외에도 많은 곳에서 시행하고 있다. 이들은 민간 시술자들로써 마을과 지역 사람들의 질병이나 불편을 해소해주는 역할을 담당하고 있었다.

구전과 경험에 의한 치료 방법들은 한 사람이 자신의 일생에서 치료효과의 입증을 통한 자기 확신 과정을 거침으로써 하나의 치료법으로 만들어지는 것이다. 특히 여러 지역에서 같은 치료법이 사용되는 것은 개인의 주관적 체험이 지역이나 사회에서 객관성을 널리 인정받은 것이므로, 확실한 민간요법의 치료효과를 증명하는 것이다.

이러한 민간요법들은 현재 비제도권에서 시행되고 있지만, 경제적인 측면에서 고비용 저효율의 치료 방법으로 치솟는 치료비의 증가에 제동을 걸 수 있는 해결책이 될 수 있다. 특히 만성·퇴행성 질병으로 상징되는 고령화 사회의 의료문제에 대한 해결책으로 상승하는 의료비용을 절감하고 의료혜택을 평준화하는 것에 많은 영향을 미칠 것이다. 예를 들어 노인들의 상당수는 의료보험이 적용되는 정형외

---

7) 이정화, 〈노인의료서비스에서 수지침요법의 활용에 관한 硏究〉, 계명대학교 정책대학원 석사학위논문, 2007, p.45.
8) 이상훈, 앞의 책, pp.211-3.

과나 한의원에서 약물이나 운동을 통한 물리치료를 받지만, 민간요법적 치료 방법인 온천이나 안마, 지압 등이 의료보험에 적용이 된다면 보다 많은 노인들이 겪고 있는 만성·퇴행성 질병들의 통증 경감과 치료에 도움이 될 수 있을 것이다.

또한 민간요법이 다른 치료수단에 견주어 비교적 간편하고 재료비가 거의 들지 않기 때문에 재정지원이 부족해 소외당하는 계층이나 주민의 건강사업을 적극 계획할 수 있다. 비용이 거의 들지 않는 자가치료가 가능한 민간요법을 활용하여, 무의촌 문제와 소외계층의 의료재정난 해소에 결정적인 역할을 할 수 있는 것이다.

현재 국내의 민간요법은 국가적인 정책의 부재로 인해 대중이 주체가 되어 민간요법 커뮤니티를 형성하고 있는 실정이다. 현대의학에 의해 불치병으로 진단 받은 난치성 질환이나 만성질환으로 고통받는 사람들이 질병치료의 목적으로 민간요법의 정보를 공유한다. 각각의 질환별 커뮤니티에는 민간요법 전문분야의 연구자들을 초빙하거나 스스로 민간요법을 연구하여 치료에 적용함으로써 질병을 치료하고 있다. 치료 방법이 모두에게 같은 치료 효과를 나타내는 것이 아니기 때문에 그들은 민간요법을 비교적 과학적인 분석을 갖춘 한의학과 정보를 공유하여 치료에 활용한다. 이는 민간요법이 제도화되어 있지 않아서, 민간요법의 치료 효과에 대한 과학적 검증과 연구가 현저히 저조하기 때문이기도 하다.

민간요법의 범주에서 약초요법과 물리적 요법은 한의학과 치료 방법을 공유한다. 흔히 "간이 안 좋은데 누군가가 인진쑥이 좋다고 해서 몇 달 동안 먹었다", "여자에게는 익모초가 좋다고 해서 한동안 달여 먹었는데 별 효과가 없더라"는 등의 이야기를 들은 경험이 있을 것이다. 인진쑥은 민간요법과 한의학에서 간질환에 사용되지만 한의학에서는 그 성질이 차갑고 열을 내려주며 염증을 가라앉혀 주는 효능 때문에 염증질환에 주로 사용한다. 또한 간질환에 사용할 경우에는 간에 습열이 없고 또 속이 냉한 사람이 인진쑥을 먹으면 오히려 소화기능이 더 약해질 수도 있다.[9] 또한 익모초는 여성을 이롭게 하는 약초라는 뜻이며, 성질이 차갑기 때문에 어혈을 제거하고 혈액순환을 촉진함으로써 생리를 원활하게 돕는 효능이 있다. 그래서 어혈로 인한 생리통이나 생리불순, 부종 등의 치료에 사용된다. 하지만 어혈이 없거나 아랫배가 차가운 여성이 먹으면 오히려 증상이 더 심해질 수 있고 생리량이 늘어 빈혈이 더 심해질 수 있기 때문에 여성에게 항상 이로운 것이 아니다.[10]

　현재 민간요법의 치료 방법에 대한 연구가 매우 부족한 것을 감안한다면, 중증인 질병을 치료할 때에는 한의학적 지식과 민간요법의 치료 방법을 적절히 고려하여 증세와 체질에 맞게 사용하는 것도 하나의 방법이 될 수 있다.

---

9) 《경향신문》, 2004. 4. 19.
10) 《조선일보》, 2012. 9. 13.

2. 민간의료시장의 확대와 경제적 필요성

1) 민간의료시장의 확대

현재 방송에는 건강에 관련된 프로그램들이 증가하는 추세이다. 지금까지 다큐멘터리나 스페셜 형식의 프로그램이었던 건강 관련 프로그램들은 종합편성채널을 통해 하나의 고정프로그램으로 자리 잡고 있으며, 시청자의 관심으로 높은 시청률을 보이고 있다.

이는 여러 종합편성채널의 동시 개국으로 좋은 콘텐츠를 확보하기 위한 전방위적 경쟁의 영향이 크기 때문이다. 미디어 기업은 수익을 위해 광고주를 확보해야 하고, 광고주를 모으기 위해서는 소비자를 확보해야 한다. 광고주는 구매력 있는 소비자가 많이 모여 있는 방송을, 소비자는 흥미 있는 정보를 제공하는 채널을 찾기 때문에 소비자들이 원하는 콘텐츠를 지속적으로 공급해야 하는 것이다. 그래서 신규 사업자 입장에서 광고 수입을 올리고 시청자들이 주목할 만한 킬러 콘텐츠는 확보하기 어려운 희소한 자원이다.[11]

시청자들은 방송내용이 유익하지 않거나 재미가 없으면 바로 채널을 바꾸기 때문에 방송채널의 증가는 시청자들에게 선택의 폭을 넓힌 반면, 방송사에게는 채널이 선택받을 확률이 줄어든다는 것을 의미한다.[12] 지상파 방송에서 다큐멘터리나 스페셜 형식의 프로그

---

11) 김영주·정재민, 〈신규 채널의 시장 진입에 관한 연구〉, 《미디어경제와 문화》 11, 2013, p.121.
12) 김준교·박우귀, 〈종편 모기업의 공신력과 평판이 종편채널 시청의도에 미치는

램으로만 여겨왔던 민간요법에 관한 프로그램들이 종합편성채널에서 고정 프로그램으로 자리 잡은 사실은 민간요법에 대한 시청자들의 높은 관심을 입증한다.

2013년 종합편성채널 인식 조사에 따르면, 시청경험이 있는 프로그램으로 연예·오락 관련 방송은 72.5퍼센트이며, 다음으로 뉴스와 드라마가 각각 58.2퍼센트, 56.1퍼센트를 형성하고 있다. 건강 관련 정보프로그램은 32.9퍼센트로 2012년에 견주어 5.9퍼센트로 시청률이 증가하여 전체의 5순위군을 형성하고 있다. 연예·오락 방송은 여성이나 20대, 대학생에서 상대적으로 높은 시청률을 보였으며, 뉴스는 남성, 40~50대 연령층, 자영업 종사자에서 높다. 그러나 건강 관련 정보프로그램의 경우에는 남녀의 구분이 없이 고른 시청률을 보이고 있으며, 특히 50대 이상이 58.8퍼센트로 상대적으로 높았다.[13]

민간요법을 소개하고 있는 주목할 만한 건강 관련 방송으로는 '건강비법 100세로', '건강의 품격', '건강한 당신', '내 몸 사용설명서', '논리로 풀다', '먹거리 X파일', '엄지의 제왕', '이 밥상이 나를 살렸다', '닥터의 승부', '천기누설' 등이 있다. 이와 같은 방송에 대한 시청률 상승은, 현대인의 높아진 삶의 질과 평균수명의 연장으로 인해[14] 사람들의 건강에 대한 인식이 과거에는 '얼마나 오래 살 수 있

영향에 관한 연구〉,《한국광고홍보학보》 14, 2012, p.266.

13) 엠브레인트렌드모니터, 〈종합편성채널 관련 인식 조사 2014년 1월〉, 리서치보고서, 2013, p.12.

14) 통계청은 2012년 출생한 사람들의 기대수명을 조사하였다. 남자의 경우에는 77.9년이며 여자의 경우에는 84.6년으로 나타났다. 이와 같은 기대수명을 2011년과 비교하면, 남자는 0.3년, 여자는 0.2년, 그리고 2002년과 비교하면, 남자는

는가'에서 현재는 '얼마나 건강하게 살 수 있는가'의 문제로 변해가

고 있다는 것을 말해준다.

민간요법을 주제로 자리 잡은 대표적인 고정 프로그램으로는 특

히 '닥터의 승부15)'와 '천기누설16)'을 예로 들 수 있다.

4.6년, 여자는 4.2년이 증가하였다. 통계청, 2012년 생명표.
15) 〈표-5〉 '닥터의 승부' 집계(시청률 및 순위 : 닐슨코리아 2014년 12월 06일(토) 방
   송 기준).

방영일	회차 / 내용	시청률	순위
12.06	152회 / 파프리카, 여주	1.54%	종합 39위
11.29	151회 / 생활습관 및 식습관	1.22%	종합 43위
11.22	150회 / 안동 참마의 효능	1.05%	종합 48위
11.08	148회 / 해당화	1.43%	종합 34위
11.01	147회 / 눈에 좋은 책상의 배치	1.35%	종합 38위
10.25	146회 / 장어, 마테	1.41%	종합 32위
10.18	145회 / 레몬, 견과류, 마늘	1.9%	종합 15위
10.11	144회 / 무화과, 뮤즈리	1.21%	종합 41위
10.04	143회 / 물개즙, 사과	1.87%	종합 23위
9.27	142회 / 김치 유산균, 양파물	3.04%	종합 5위
7.06	130회 / 커피, 체리	2.21%	종합 11위
6.29	129회 / 스피룰리나, 양배추	1.94%	종합 19위
6.22	128회 / 대두를 갈아 만든 두부 셰이크	2.54%	종합 15위
6.08	126회 / 바나나	2.99%	종합 4위
5.25	124회 / 내 건강에 좋은 드레싱	2.77%	종합 9위
5.04	121회 / 꿀	1.76%	종합 21위
4.27	120회 / 전립선 건강을 위한 민간요법	3.56%	종합 4위
4.13	119회 / 두부, 청국장	3.53%	종합 1위
2.09	110회 / 돼지껍질, 영지버섯	1.77%	종합 10위
1.05	105회 / 건조과일	2.29%	종합 6위

16) 〈표-6〉 '천기누설' 집계(시청률 및 순위 : 닐슨코리아 2014년 12월 07일(일) 방송 기준).

방영일	회차 / 내용	시청률	순위
12.07	131회 / 김치 속 식재료	4.44%	종합 1위
11.30	130회 / 해조류 감태	3.29%	종합 3위
11.23	129회 / 둥근마	3.43%	종합 3위
11.16	128회 / 음식에서 답을 찾다!	4.26%	종합 1위
11.09	127회 / 곡물 건강법	4.44%	종합 1위

'닥터의 승부'는 MC들과 각 분야 전문의 11명이 출연하여 시청자

11.02	126회 / 식재료에서 답을 찾다	4.33%	종합 1위
10.26	125회 / 100인의 전문가가 선정한 5대 감기 보약	3.62%	종합 1위
10.19	124회 / 한 줌의 기적! 제철 견과류 건강법	3.37%	종합 2위
10.12	123회 / 진귀한 약선 밥상, 자투리 건강법	3.8%	종합 1위
10.05	122회 / 약이 되는 제철 과일 사과 VS 배	4.07%	종합 1위
9.28	121회 / 해독주스의 진실!	3.17%	종합 1위
9.21	120회 / 치매 예방, 음식에서 답을 찾다!	2.65%	종합 3위
9.14	119회 / 아린 맛의 대표주자, 마늘과 생강!	4.24%	종합 1위
9.07	118회 / 주머니 속 작은 보약, 건강간식	2.32%	종합 5위
8.31	117회 / 약이 되는 식용버섯 4인방	4.52%	종합 1위
8.24	116회 / 자연이 준 최고의 선물 감자vs고구마	5.23%	종합 1위
8.17	115회 / 내 몸이 보내는 경고, '피로'(바나나)	3.96%	종합 2위
8.10	114회 / 신이 내린 식재료 현미 그리고 울금	3.94%	종합 1위
8.03	113회 / 여름 별미 장아찌	4.48%	종합 1위
7.27	112회 / 민어, 생맥산, 낙지, 장어	3.86%	종합 1위
7.20	111회 / 버섯물회	4.3%	종합 1위
7.13	110회 / 당뇨밥상&줄기채소	2.35%	종합 10위
6.26	108회 / 아내의 밥상 &초록열매	3.82%	종합 1위
6.12	106회 / 파파야	1.91%	종합 22위
6.05	105회 / 미생물가루	2.4%	종합 9위
5.29	104회 / 깻잎	3.41%	종합 2위
5.22	103회 / 단맛과 쓴맛	2.79%	종합 3위
5.15	102회 / 제철음식이 나를 살린다!	2.73%	종합 2위
5.08	101회 / 현미	3.63%	종합 1위
5.01	100회 / 양파	2.86%	종합 3위
4.24	99회 / 민간의학자 인산 김일훈의 비방	2.51%	종합 3위
4.17	98회 / 내 몸의 독소, 활성산소를 잡아라.	2.42%	종합 4위
4.10	97회 / 영양의 보고, 껍질 건강법!	2.48%	종합 2위
4.03	96회 / 해독 다이어트	2.69%	종합 1위
3.27	95회 / 해독 다이어트	3.3%	종합 1위
3.20	94회 / 칼슘과 비타민D	2.89%	종합 2위
3.13	93회 / 엽록소!	2.92%	종합 1위
3.06	92회 / 탄수화물	2.91%	종합 2위
2.06	88회 / 블로괴	2.79%	종합 1위
1.30	87회 / 천연발효식초!	1.7%	종합 6위
1.09	84회 / 민간의학자 인산 김일훈의 비방	2.26%	종합 6위
1.02	83회 / 맑은 혈액이 내 몸을 지킨다.	2.17%	종합 4위

가 관심 있는 건강상식과 민간요법 등에 관한 논쟁을 벌임으로써 의학적 정보와 함께 민간요법에 대한 정보를 새로운 관점에서 제공한다. 또한 방송내용을 《닥터의 승부》라는 단행본으로 출간하여 인터넷과 각종 매체로 인해 잘못된 의학정보를 바로잡고 있다.

'천기누설'은 민간요법의 내용을 중심으로 하는 방송으로 우리의 몸과 마음을 건강하게 유지시키는 자연의 처방전을 제시하고 있다. 주된 내용은 나무와 숲, 산과 들판 속에 명약이 숨어 있으며, 인간에게 건강을 주는 자연의 재료야말로 최고의 명약임을 일깨우는 것이다. 특히 이 방송은 자연 속의 식품이나 약초 등의 재료로 각종 질병에서 회복된 생생한 경험을 보도하여 질병을 가장 자연스럽게 치유하는 방법을 알려 주고 있다. 또한 치료 방법을 모아 《천기누설》이라는 단행본으로 출간하여 야생음식 36가지와 명약들을 소개하였다.

이처럼 미디어가 거의 매일 건강에 관한 다양한 정보를 제공해 주기도 하지만, 검증받지 않은 정보로 인해 민간요법의 공신력이 피해를 입기도 한다.17) 공신력은 어떤 정보가 일단 내면화되면 그 정보는 개인의 확고한 의견이 될 가능성이 높으며 이것이 모여 형성되는 것이다.18) 그러므로 검증받지 못한 정보를 전달하는 개인은 이러한

---

17) 종합편성채널의 프로그램에서는 의사와 한의사가 출연해 논란을 일으키고 있다. 이들은 유산균으로 인해 불임이 치료되었으며, 물구나무서기와 반신욕 등이 탈모에 탁월한 효과가 있다고 주장하고 있다. 그리고 단순 건강식품이 의약품인 것처럼 효과를 부풀려 소개한 사례가 있다. 그래서 의사협회와 한의사협회는 사실관계를 확인한 뒤 윤리위에 회부해 자체 징계를 할 예정이다(KBS 9시 뉴스, MBC 8시뉴스, SBS 8시뉴스 2014. 12. 9.).
18) 몇몇 종합편성채널의 등장으로 종합편성채널과 지상파방송이 비대칭적인 내용의 규제를 놓고 논란이 분분하다. 종합편성채널을 지상파와 동일한 서비스로

공신력에 피해를 입힐 수 있다. 불특정 다수의 국민이 시청하는 대
중매체에서 어떤 개인의 검증되지 않은 일방적인 주장은 시청자들에
게 혼란을 일으킬 수 있는 위험이 있다.

　예를 들어 약초는 우리 몸에 건강을 지키는 식물로 민간에서 이용
하면 식품이 되지만 한의사나 민간요법사들이 사용하면 약이 되는
식물이다. 특히 야생 도라지는 봄과 가을에 뿌리를 캐는 것이 원칙
이지만 봄·가을엔 어떤 풀이 도라지인지 전문가가 아닌 이상 분별하
기 쉽지 않다.19) 그러므로 비전문가의 잘못된 정보 전달은 민간요법
의 지식 보호와 대중의 공신력에 피해를 끼칠 수 있기 때문에 미디
어 정보의 검증이 요구된다.

　2) 경제적 필요성

　오늘날에는 효과가 검증된 전통적 민간요법이 세계적으로 확대됨
으로써 이에 대한 투자와 시장규모가 지속적으로 증가하고 있다. 이
틀테면 미국시상조사 전문업체인 글로벌 인더스트리 애널리스트는
2012년 세계 전통 치료법의 구성비를 분석하였다. 그 결과 가장 높
은 비중을 차지하는 것이 생약제제 58.12퍼센트이고, 다음으로 중의

규정하여 규제해야 할 것인지, 아니면 방송채널 사용 사업자로 규정하여 규제
해야 할 것인지가 핵심 쟁점이다. 일반 방송채널 사용 사업자에게 부과된 느슨
한 규제와 지상파방송 사업자에게 부여된 엄격한 규제 사이에 존재하는 종합편
성채널은 그 특성에 비해 명확한 규제 조항이 없기 때문에 향후 이와 관련된
방송법 개정이 필연적일 것으로 보인다(김준교·박우귀, 앞의 논문, pp.271-2).
19) 장준근, 《산야초 건강학》, 넥서스, 2003, p.278.

학 29.41퍼센트, 동종요법 8.88퍼센트, 아유르베다 3.59퍼센트 순으로
나타났다. 이 가운데 절반 이상의 비중을 차지하는 생약제제 보조식
품의 시장 현황은 2007년에서 2015년까지 연평균 7.21퍼센트의 성장
률을 보일 것으로 예측되고 있다.[20] 일례로 최근 민간요법을 포함한
보완대체의학의 시장규모는 2004년 약 4.4조 원에서 2009년 약 7.4조
원으로 증가하였다. 그리고 이에 대한 지속적 투자가 이루어질 경우
에는 2015년까지 약 10조 원 규모의 성장을 추정하고 있다.[21]

세계 건강기능식품 시장규모는 다음과 같은 성장률을 보이고 있다.

〈표-7〉 건강기능식품 세계 시장규모(단위 : 억 달러)[22]

구분	2009	2010	2011	2012	2013
세계 시장규모	803	846	902	961	1,034

우리나라 건강기능식품과 유사한 것으로 분류되는 세계 건강기능
식품 시장규모는 2013년에 1,034억 달러로 전년 대비 8퍼센트 이상
성장한 것으로 나타났다. 최근 우리나라 건강기능식품 시장규모는
다음과 같은 성장률을 보이고 있다.

---

20) 이현지, 〈동아시아 전통의학의 세계화와 의료헤게모니의 변동〉, 《사회와 이론》
    22권, 2013, p.392.
21) 황중서, 〈보완대체의학의 세계화와 한의학의 발전방안〉, 《한의학연구소 논문
    집》 제20권, 2012, p.144.
22) 한국보건산업진흥원, 〈2014년 식품산업 분석 보고서〉, 한국보건산업진흥원,
    2014, p.41.

〈표-8〉 건강기능식품 국내 시장규모(단위 : 억 원)[23]

구분	2009	2010	2011	2012	2013
국내 시장규모	11,600	12,804	16,855	17,039	17,920

구체적으로 2013년 국내 건강기능식품 시장규모가 1조 7,920억 원으로 전년 대비 5.2퍼센트 성장하였다. 최근 5년 동안 연평균성장률은 11.5퍼센트로 나타났으며 2009년 이후 지속적으로 성장하는 추세이다. 이와 같은 건강보조식품들이 건강에 미치는 효과는 주로 민간요법에 기초해 있었다. 대부분의 사람들은 생약의 추출물을 이용하여 만든 건강보조식품이 건강에 도움이 된다는 사실을 과학적 연구를 통해 확인하고 있다. 이는 다양한 방면의 건강보조식품을 생산하는 천호식품의 매출규모를 통해서도 알 수 있다.

〈표-9〉 천호식품 매출규모(단위 : 백만 원)[24]

구분	2009	2010	2011	2012	2013
천호식품(주)	6,094	52,970	59,993	56,007	71,871

천호식품의 상품들은 대부분 민간요법적인 성분이나 추출물을 이용한 방법들이 특허를 받아 만든 제품으로 매출 규모는 매년 증가하고 있다.

또 다른 예로 간장약 시장이 크게 성장하면서 음료시장에서도 간에 관련된 건강제품이 인기를 끌고 있다. 일반인들은 미디어나 인터

---

23) 한국보건산업진흥원, 앞의 논문, 2014, p.8.
24) 한국보건산업진흥원, 앞의 논문, 2014, p.92.

넷이건 간에 문제가 생기면 증상이 바로 나타나지 않는 경우가 대부
분이며, 증상이 드러났을 때는 치료 시기를 넘긴 경우가 많다는 건
강정보를 접하게 된다. 따라서 평소에 간 건강을 중요시하므로 간
건강제품 시장이 확대되고 있는 것이다. 현재는 숙취 해소를 위해
민간요법 차원으로 마시던 헛개의 간기능 보호 효과가 과학적으로
입증되면서 업계에서는 30여 개의 음료들이 치열한 경쟁을 벌이고
있다. 상품으로는 기존제품에 주요 성분을 첨가한 것으로 CJ제일제
당의 헛개나무열매 성분을 첨가한 '헛개 컨디션파워'가 있으며, 한국
인삼공사가 '정관장 활삼 헛개골드', '정관장 활삼 헛개'와 홍삼제품
에 헛개 성분을 첨가한 '헛개 홍삼수'를 선보이며 건강 음료 시장에
진입하였다.25)

한국건강기능식품협회에서는 2013년 8월~2014년 7월에 걸쳐 소
비자가 건강기능식품을 통해 직접 건강을 증진하고자 하는 관심도
조사를 실시하였다. 조사결과는 1위 피로 회복(31.8퍼센트), 2위 면
역력 증진(26.6퍼센트), 3위 전반적 건강 증진(14.7퍼센트), 4위 영
양 보충(13.5퍼센트), 5위 혈행 개선(4.5퍼센트) 등의 순으로 나타났
다. 이는 향후 민간요법을 활용한 시장수요에 따른 건강기능식품 제
조업체의 성장과 확대가 예상된다.26)

한편 과학기술부에서는 우리나라에 자생하는 수천 종의 약용식물
로부터 유효 약용성분을 정확히 밝혀내어 분류하고자 별도로 자생식

---

25) 《경향신문》, 2011. 7. 4.
26) 한국보건산업진흥원, 앞의 논문, 2014, p.81.

물이용기술개발사업단을 구축하여 더욱 체계적인 연구를 진행하고 있다. 민간요법으로 내려오는 처방들의 약효가 현대의학과 생명공학의 발전으로 입증되어 천연물 신약이라는 새로운 신약 개발 시장을 확대해 나가고 있다. 이처럼 민간요법에 사용되는 약물의 성분물질에 대한 생화학적 구조와 생체 내에서의 작용 기전을 규명한다면, 수많은 천연물의 신약 개발로 민간요법의 시장규모는 확대될 수 있을 것이다.

민간요법 시장이 지속적으로 확대되는 이유는 민간요법적인 치료의 우수성과 사용의 편의성, 비용의 저렴함 등이 원인이지만 구체적인 내용은 다음과 같다.

첫 번째, 민간요법에서 기반하는 전통 치료법이 서양의학을 보완 또는 대체하는 사례가 빈번하게 발생하고 있기 때문이다. 과학적 검증연구에서 몇몇 민간요법의 질병치료 효과가 입증되어 이를 활용한 자연친화적인 치료 방법에 대한 수요가 증가하고 있다. 또한 최근 사람들의 질병에 대한 가치관이 '치료'에서 '예방'으로 바뀌고 있다. 따라서 건강보조 식품이나 약초, 참선, 명상 등에 대한 소비가 증가하고 있으며 이와 관련된 산업시장 또한 커지고 있다.

두 번째, 국제기구에서 민간의 전통 치료법에 대해 강도 높은 표준화 정책을 추진함으로써 민간요법에 대한 연구가 확산되고 있기 때문이다. 대표적으로 세계보건기구에서는 전통의학에 대한 서태평양지구 전략을 기획하여 출판함으로써 많은 국가는 자국의 국민이 전통 치료법을 적절히 이용할 수 있도록 지원을 강화해야 한다고 밝히고 있으며, 이에 따라 근거 중심의 전통 치료법에 대한 표준화를 추진하고 있다. 그 주요 내용은 한의학 등 동양 민간의학 용어 및 치료기술 등의 전 분야를 대상으로 하는 경혈 위치 표준화, 용어 표준화, 의료정보 표준화 등이다.[27] 이를 바탕으로 민간의 전통 치료법에 대한 이해를 넓히고 그것을 적절하게 활용함으로써 건강을 증진시키고 질병 치료에 도움을 줄 것으로 판단된다.

세 번째, 일반인들의 의료 인식에 대한 변화 때문이다. 과거에는 질병에 초점을 맞추어 치료하는 것이 의료행위의 주된 목적이었지만, 현재는 삶의 질이 향상되면서 치료뿐만 아니라 질병의 예방도 매우 중요한 의료행위라는 인식이 확산되고 있다. 또한 사람에 따라 다른 치료 방법을 쓰는, 이른바 맞춤의학에 대한 수요가 증가하고 있다. 이처럼 개인의 건강을 중요시하는 문화는 전 세계적으로 확산되어, 영국에서는 Self care, 미국에서는 Home care, 우리나라에서는 민간요법의 자가치료 방법이 관심을 받고 있다. 이러한 맞춤의학 및 예방의학에 대한 인식의 확산이 전통 치료법에 대한 관심으로 이어지고 있다.

네 번째, 민간요법 시장의 세계적인 확대 이유는 세계 인구 구조의 변화 때문이다. 최근 의료체제의 개선과 섭생의 변화로 인해 평균수명이 늘어나면서 세계적으로 인구의 노령화가 가속되고 있다. 인구의 노령화는 필연적으로 만성·퇴행성 질환의 증가를 수반하며, 이는 전통 치료법에 대한 수요를 증대시켰다. 만성·퇴행성 질환의

---

27) 황중서, 앞의 논문, p.143.

경우에는 질병이 생기기 전에 생활습관의 변화를 통한 예방이 중요
하며, 질병이 발생한 후에는 서양의학적 치료의 한계를 느끼는 경우
가 많기 때문이다. 따라서 전통 민간요법이 생활습관의 변화를 통해
질병의 예방을 목적으로 한다는 점과 서양의학이 치료할 수 없는 사
각지대를 보완한다는 점 때문에 노령화 사회에서 치료만족도의 상승
효과를 가져다 줄 수 있을 것으로 기대하고 있다.

다섯 번째, 세계 여러 국가들의 의료 분야에 대한 재정부족이 민
간요법 시장의 세계적 확산의 한 요인이 된다. 여러 국가의 의료보
건 분야는 예산확보과정에서 다른 정책 분야와 경쟁하게 된다. 의료
비와 보험재정으로 압박을 받고 있는 선진국에서는 의료재정을 절약
하기 위한 차원으로 비교적 효험이 있는 전통 민간요법을 지원하고
있다. 이와 같은 전통 민간요법은 다른 치료수단에 비해 간편하고
재료비가 거의 들지 않기 때문에 재정지원이 부족한 나라의 의료재
정난 해소에 결정적인 역할을 할 수 있다.

이와 같이 민간요법이 가진 여러 가지 장점으로 인해 오늘날 세계
여러 나라에서는 민간요법과 이를 활용한 보완대체의학에 대한 관심
이 전 세계적으로 증대하고 있으며, 관련 분야에 대한 투자와 시장
규모 또한 지속적으로 증가하고 있다. 우리나라도 우수한 전통 민간
요법들을 보유하고 있으며, 민간요법은 소중한 우리만의 의료자원으
로서 국가 경쟁력을 높이고 경제적 부를 창출할 수 있는 충분한 잠
재력을 가지고 있다.

3. 민간요법의 문화적 가치와 보호의 필요성

민간요법은 질병에 대한 인류사회의 전통 치료법으로 각기 다른 문화적 바탕을 가지고 있다. 현재의 민간요법은 공인된 치료법으로서 인식되기보다는 각 지역의 문화적 유산의 일부분으로 평가된다. 전 세계 대부분의 민간요법은 특정 문화와 삶의 방식에 대한 일부로 전승되어 왔다.

구체적으로 물로 몸을 닦는 행위에 대해서도 나라마다 전통 문화적인 인식의 차이가 있다. 일상생활을 영위하기 위한 빨래에서부터 종교적인 의식이 한 공간에서 이루어지는 인도의 갠지스강은[28] 몸을 깨끗하게 한다는 생활 속 의미에서부터 더러운 기운이나 죄악을 씻어 낸다는 제의(祭儀)의 의미에 이르기까지 다양한 범주를 포함한다.

반면 우리나라는 상황이 다르다. 조선시대에는 옷을 벗고 맨몸을 드러내는 것이 유교적 관념에 어긋난다고 인식되었기 때문에 전신욕이 아니라 부분욕이 행해졌다. 따라서 몸을 씻고자 할 때에는 왕실

---

28) 구현희·오준호, 〈질병치료와 공공의료에 활용된 조선시대 목욕요법 연구〉, 《민족문화》 제40집, 2012, p.266.

에서도 칠함(漆函)에다 더운 물을 붓고 작은 대야를 받쳐 들일 정도로 목욕은 쉬운 일이 아니었다.[29] 특히 전신욕의 경우에는 많은 노동력과 사회적 금기 속에서 이루어졌기 때문에 오늘날보다 더 구체적이고 적극적인 목적 아래 이루어졌다.

조선 사회에서 전신욕을 행하는 것은 세시풍속이나 제한된 계층의 미용 수단 이외에는 치료 목적을 위한 것이었다.[30] 따라서 목욕은 왕실 및 조선 사회에서 행해졌던 중요한 치료 방법 가운데 하나였다고 할 수 있다. 이는 《조선왕조실록》에 적지 않게 실려 있는 목욕에 대한 기록들이 대부분 질병 치료와 관계있다는 점에서 더욱 분명해진다.

당시의 목욕이 오늘날과 비교하였을 때 매우 희소한 것이기 때문에 이와 같은 기록들은 단순한 시도라기보다는 매우 적극적인 치료 의지가 담겨져 있는 행위로 보아야 한다. 치료 행위로서 목욕이 중요하게 여겨진 것은 대중적인 치료로 손쉽게 행할 수 있기 때문이었다. 목욕이라는 행위 자체는 매우 단순하며, 가르치고 교육하지 않아도 누구나 할 수 있는 일이기 때문이다. 조선에서 목욕 치료는 오늘날 공공의료의 개념처럼 국가가 피지배층의 건강을 증진시키기 위한 방법으로 사용되기도 하였다.[31]

이와 같은 상당수의 민간요법은 다음과 같은 문화적 가치를 지니

---

29) 조효순, 〈우리나라 沐浴의 풍속사적 研究〉, 《한국복식학회지》 제16집, 1991, pp.70-1.
30) 조효순, 앞의 논문, pp.71-3.
31) 구현희·오준호, 앞의 논문, p.267.

고 있다.

첫 번째, 민간요법에는 전통적 생활양식이 반영되어 있으므로 인류문화사적 가치를 지닌다. 예를 들어 민간요법에 사용되는 음식이나 식물은 말할 것도 없고, 바늘, 돌 등의 도구 및 주술적 질병치료 방법 등은 각 민족의 소중한 문화유산이다. 이는 제도적, 비제도적, 과학적, 비과학적이라는 치료 방법의 구분을 넘어 우리가 보호해야 할 하나의 전통 생활방식이기 때문에 인류문화유산으로서 소중한 가치를 지닌다.

두 번째, 질병의 치유에서 민간요법은 생명을 가장 중시하며, 물리요법, 약이요법, 주술요법 등의 모든 치유 방법을 활용한다. 민간요법에서 생명은 몸과 마음, 영혼 또는 정신이 결합된 상태로 보고 건강은 인체와 외부 환경 사이뿐만 아니라 정신이 균형 잡힌 상태라는 믿음을 가지고 있다. 따라서 질병이란 개인의 육체적·정신적 혹은 영적 균형이 깨진 상태에서 발생한다고 여겨 전통의 문화적 사고를 동원하여 질병을 치유한다. 이러한 점은 오늘날 병증의 근본적인 치료와 함께 환자의 육체적·정신적 측면에서 질병의 치유와 이에 대한 생명의 소중함을 일깨워 준다는 측면에서 문화적 가치를 지닌다.

세 번째, 민간요법은 진단과 치료에서 전인적 방법을 시도한다. 민간요법은 사람의 생태학적인 환경 안에서의 전체성을 고려한다. 근대 민간요법사들은 생활하면서 걸어 갈 수 있거나 간단한 교통수단으로 도달할 수 있는 거리에 있는 공동체에 속한 환자들에게 주로 치료를 행했다. 또한 민간요법사들은 개개인의 생활에 바탕을 두고 질병을 치유하며, 삶의 방식과 건강유지 방안에 관한 조언을 하기도 한다. 민간요법에서 개개인은 "질병유발인자"에 대한 각각의 반응과 이에 따른 개별적인 치료를 할 수 있는 개개인의 몸 상태와 사회적 조건들을 가지고 있으며,32) 근거리의 민간요법사들은 건강 증진, 질병 예방, 질병 치료, 재활 치료의 역할을 수행해 왔다. 현대에도 민간요법은 근거리에서 손쉽게 이용할 수 있는 보건의료체계 안에서 주요 역할을 수행하거나 기존보건의료체계와의 통합 또는 기존 보건의료체계 안에서 보완적인 역할을 할 수 있다는 점에서 생태문화의 가치 측면에서 보호의 필요성이 제기된다.

소비자들이 민간요법을 찾는 이유는 다양하다. 문화적 신념이 민간요법을 찾는 가장 중요한 이유이지만, 시골이나 외딴 지역에 사는 사람들은 민간요법이 유용하며 비용을 부담할 수 있는 유일한 치료 형태라는 점에서 찾는다. 또한 어떤 환자의 경우에는 현대의학의 치료 후에 민간요법을 찾는다. 이러한 경우에 민간요법의 효과와 의료서비스에 대한 소비자의 만족은 민간요법에 관한 대중들의 관심을 유지하고 증가시키는 역할을 한다.

이처럼 민간요법은 생활의 근거리 내에서 최소의 비용으로 자연적 치료방식을 통해 질병을 치료하고 예방할 수 있다. 그래서 육체적·정신적 건강을 도모하는 전통적 민간요법의 가치는 생명의 소중함이나 질병치유의 근본 목적에 부합하므로 보호의 필요성은 충분하다.

그러나 과학적 검증을 통한 현대의학계에서는 상호의 학문을 존

---

32) 세계보건기구/대한공중보건의사협의회 옮김, 앞의 책, p.12.

중하고 이해하는 데 어려움이 있으므로 민간요법의 사용을 꺼리는 분위기가 두드러진다. 일부 보건의료 전문가들은 여전히 민간요법의 유용성에 대해 회의적이다. 현대의학이 민간요법과는 문화적 배경이 다르게 발생되었기 때문에 현대의학적 관점으로 민간요법을 평가하기에는 어려움이 많다.

민간요법은 사회경제적 발전뿐만 아니라, 건강 증진과 보건의료서비스 증진, 보건서비스를 향상시킬 수 있는 잠재력이 있음에도 불구하고 이러한 점이 간과되고 있다. 그래서 많은 사람들은 민간요법의 안전성과 효과성을 입증하려면 과학적인 증거를 지금보다 더 많이 수집해야 한다고 주장한다.

민간요법의 유용성이 입증되어 국내외의 기존 의료 분야에서 민간요법을 수용한다고 하더라도 여전히 많은 난관이 있다. 우선 보건의료정책 과정에서 민간요법의 이용에 관한 정책은 전무한 실정이다. 이로 인해 우리나라는 전문 의료인이 아닌 대다수의 비의료인들에 의해 민간요법이 다루어지고 있다.

비의료인들이 각종 미디어에 출현하여 소개하는 민간요법들에는 치료효과나 검증이 이루어진 내용도 많지만, 일부는 민간요법의 효과를 왜곡시키거나 과장하여 홍보하기도 한다. 예를 들어 암의 치료나 질병의 고통을 경감시키는 보조수단의 민간요법들은 삶의 질을 향상시키기 위한 목적으로 수행된다. 하지만 소수의 과장광고는 민간요법이 만병통치약인 것처럼 속여 환자들에게 피해를 줄 수 있다. 근거 없이 떠도는 "무엇을 먹었더니 나았다", "이것을 먹으면 면역력

이 올라갈 것이다"라는 말을 믿고 병원에서 사용되는 의료비는 아까
워하면서 보조식품에는 많은 돈을 사용하는 일도 발생하고 있다.[33]
이처럼 부정확한 민간요법을 상업적인 목적으로 이용하는 것은 오히
려 환자에게 해를 끼칠 수 있다.

　대부분의 민간요법은 아직은 그 효능이 입증되지 않은 경험과학
적인 치료 방법이다. 그러나 환자의 질병치료를 우선으로 한다면 이
러한 치료는 과학적 연구와 임상실험을 통해 검증하여 합법적으로
시행할 수 있다. 이미 선진국에서는 세계 여러 나라의 전통 민간요
법을 보완대체의학으로 활용하여 제도적으로 정착시키고, 국민의 요
구에 맞는 다양한 의료서비스를 제공하고 있다.

　전통 민간요법의 세계화에 따라 우리나라에서도 민간요법에 관한
서적이 보급되고, 일반인들의 민간요법에 대한 관심도 늘어나고 있
다. 그리고 사립연구단체를 통하여 개별적인 민간요법에 대한 검증
이 이루어지고 있다. 이러한 국민들의 민간요법에 대한 관심과 요구
를 수용하고 대중화하기 위해서는 다음의 몇 가지 문제를 해결해야
한다.

　먼저 민간요법의 연구와 자료수집이 중요하며, 민간요법의 학문적
효과를 검증하고, 활용에 대한 체계적인 안내서를 마련하는 것이 필
요하다. 이를 통해 치료 효과를 검증하고 무분별한 활용을 줄일 수
있도록 해야 한다.

---

33) 염창환, 〈민간요법의 실태와 문제점〉, 《한국호스피스완화의료학회 2006년도 동
　　계학술대회 자료집》, 2006, p.25.

기존 민간요법에 대한 정보는 효능 위주의 단편적 지식을 전달하는 경우가 대부분이다. 특히 단행본이나 인터넷 등에서는 치료 방법의 연원이나 시행 과정에 대한 고려가 전혀 없이 여러 정보가 혼합되어 있기 때문에 혼란을 증폭시키고 있다. 때문에 먼저 민간요법 자체에 대한 정확한 채집과 과학적 검증에 대한 연구가 우선이 되어야 한다.

이후 민간에서 채집한 치료 방법의 목록에 따라 민간요법을 분류하여 국가적으로 다양하게 분류된 민간요법을 이용할 수 있는 경로 등을 제도적으로 만들어야 할 것이다. 다시 말해 민간요법에 대한 체계를 설립하기 위해서 각 요법에 대한 학문적 연구가 병행되어야 한다는 것이다.

그 다음으로는 민간요법을 활성화하기 위한 제도적인 정책과 법적인 보호, 인정 방안이 수립되어야 한다. 환자의 정확한 치료를 위해서는 의료 종사자에 대한 교육을 실시하고 의료행위의 기준을 마련해야 한다. 그리고 민간요법의 의료 자문 및 제도권 수용 여부를 결정할 수 있도록 정비하는 등의 방안을 마련해야 할 것이다.

더불어 정규교육기관에서 교육을 받은 민간요법 관련 전공자들이 원활하게 사회 진출을 할 수 있는 방안이 마련되어야 한다. 한편으로 일반 국민에게는 다양한 민간요법에 대한 올바른 정보를 제공하여 병증에 따라 자가치료나 관련 기관을 이용한 치료가 법적인 규정 안에서 원활히 이루어질 수 있도록 해야 한다.

민간요법을 활성화하거나 전통적 지식을 보호하는 것은 지식, 기술, 의미를 전수하는 것뿐만 아니라 우리 고유의 문화를 계승하여 발전시키는 일로 이해할 수 있다. 살아 있는 전통적 지식이 오로지 과거의 것으로 퇴색하는 우리의 현실 속에서, 이를 보존하고 유지하기 위해서는 우선 민간요법에 대한 정부와 국민의 인식 변화가 필요하다. 이와 같은 작은 시작이 민간요법의 전통적 지식에 대한 보호의 출발점이 될 것이다. 민간요법의 확산과 정착을 통해 우리 고유의 전통적 의료지식은 일상적인 삶의 한가운데서 가장 편하면서도 효과 있는 치료 방법이 되어 다음 세대로 이어질 수 있을 것이라 생각된다.

제6장 민간요법(전통의학) 활용의 세계적 동향과 시사점

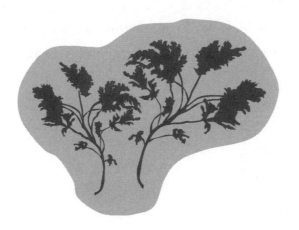

최근 세계적으로는 전통적 민간요법이 인류의 건강과 보건에 기여할 것이라는 기대감이 증가하는 추세이다. 이는 현대의학에서 불치로 진단하는 병을 민간요법이 자연 순환을 적용한 방법으로 고통을 경감하고 완치로 나아가게 하기 때문이다.

세계에서 시행되는 민간요법은 '보완대체의학'으로 기존 서양의학이 지닌 한계를 보완하는 의료행위를 의미한다. 보완대체의학에는 자국의 민간요법뿐만 아니라 중의학이나 아유르베다와 같은 다른 나라 고유의 전통적 치료요법이 포함된다. 이미 의료 선진국에서는 세계 여러 나라의 전통적 민간요법을 보완대체의학으로 흡수하여 현실적인 과학적 검증을 거쳐 새로운 치료법으로 적극 활용하고 있다.

우리나라의 민간요법이 세계 유수 국가들의 보완대체의학과 다른 점은 국가의 법적 보호를 받지 못하는 것 이외에도 용어조차 제대로 정립되어 있지 않는 등 연구 기반이 매우 취약하다는 것이다.

이 장에서는 우리나라 현행 의료제도의 한계를 극복하기 위한 의료적, 경제적, 제도적 측면의 시사점으로 전통 민간요법과 보완대체의학이 발달한 국가의 현행 보완대체의학 제도를 살펴보고자 한다.

1. 북미와 EU의 보완대체의학으로서 민간요법

1) 북미의 보완대체의학

(1) 미국

미국은 세계 여러 나라의 전통 치료법을 '보완대체의학'이라는 의학적 범주에 포함시키고 있으며, 이에 대한 정부 차원의 관심이 높아지고 환자의 이용이 지속적으로 증가하고 있다. 정부가 보완대체의학을 육성하고자 적극적으로 지원할 뿐만 아니라, 미국인들 또한 안전한 치료, 의료 비용 상승, 의료 수요 증가 등으로 인해 보완대체의학에 대한 선호도가 높기 때문이다.

구체적으로 매년 1억 8천만 명의 미국인들이 중국 허브를 포함한 천연 민간약품에 약 20억 달러를 소비하고 있으며, 이러한 보완대체의학에 대한 수요 증가로 정부는 침술과 한약재에 대한 효능과 안전을 평가하기 위한 연구프로그램을 진행하고 있다.[1]

미국의 보완대체의학 연구는 국가보완대체의학연구센터[2]가 중심

---

1) 유왕근, 〈서구 각국의 대체의료에 관한 최근동향〉.《보건교육건강증진학회지》, 15-2, 1998, pp.15-6.
2) 미국은 지난 1992년 의회에서 법을 제정하여 국립보건원에 보완대체의학연구원을 설치했다. 이후 1998년에는 미국예방의학회 주도로 의회에서 기존의 대체의학연구원을 국립보건원 산하 독립 연구기관으로 승격시켰는데, 이것이 바로 국

이 되어 연구 개발과 투자를 증가시켜 나가고 있다. 이에 대한 예산은 1999년 5,000만 달러에 불과했으나 2002년 1억 46만 달러, 2010년 1억 2,880만 달러로 증가하였다.[3] 또한 지난 2004년 미국 국립암센터는 보완대체의학 연구를 위해 약 1억 2,500달러의 예산을 따로 집행하기도 했다.[4] 일례로 미국의 국가보완대체의학연구센터는 치료효능에 대한 임상치료 경험이 부족함에도 많은 환자의 보완대체의학과 서양의학적인 치료를 병행시키고 있으며, 이를 통해 보완대체의학의 효능을 연구하고 있다.

미국의 보완대체의학 제도는 지난 1990년 알래스카 주에서 의료인이 보완대체의학을 시술할 수 있는 최초의 법안이 통과되면서 시작되었다. 이후 워싱턴, 노스캐롤라이나, 뉴욕, 오리건, 오클라호마 등의 많은 주에서는 환자에 대한 시술권의 자유를 보장하는 법안이 통과되었다. 또한 117개 의과대학의 97퍼센트는 보완대체의학에 관한 선택강의를 개설하고 있으며, 그 가운데 64퍼센트의 대학은 직접 학점을 부여하고 있다. 대학의 전체 의과대학 학생 가운데 약 80퍼센트가 보완대체의학을 배우고 있으며 주요 과목은 카이로프랙틱, 침술, 동종의학, 한약처방 및 심신요법 등이다.

가정의학이 발달한 미국은 가정의학과 의사들의 약 70퍼센트 이상이 기존 서양의학에 보완대체의학적인 치료를 겸하고 있으며, 약 20~30퍼센트의 1차 진료 의사가 보완대체의학을 사용하고 있는 것

가보완대체의학연구센터이다.
3) 보건복지부, 〈제2차 한의약육성발전계획〉, 보건복지부, 2011, p.26.
4) 황중서, 앞의 논문, p.144.

으로 보고되었다.5) 각 주마다 보완대체의학에 대한 법적 규제나 내용에는 차이가 있으나, 침술, 마사지요법, 정골요법, 카이로프랙틱 등에 대한 면허를 폭넓게 허용하는 추세이다.

주별로 운영의 차이가 있지만 특히 침구, 카이로프랙틱, 자연요법, 마사지, 정골요법의 경우에는 자격시험을 거쳐 자격증을 부여하고 있으며, 보수교육도 이루어지고 있다. 아울러 보수적인 의료보험 회사들의 67퍼센트는 보완대체의학에 의한 치료행위에 치료비를 지불하고 있다.6) 이는 미국 정부가 의료비의 절감을 기하려고, 보험회사와 의료기관에 보완대체의학의 치료와 서비스 활용을 장려하고 있기 때문이다.

구체적으로는 2007년을 기준으로, 미국 성인의 38.2퍼센트와 어린이의 12퍼센트가 보완대체의학을 사용한 것으로 나타났다. 이들이 보완대체의학에 지출한 경비는 339억 달러이며, 미국 건강보험의 1.5퍼센트에 해당하는 비용이다.7) 최근에는 침술치료에 대한 보험급여를 확대하고 보완대체의학적인 치료행위만을 위한 보험도 생기는 등 보완대체의학은 이미 많은 주에서 법적으로 제도화되어 운영되고 있다.

미국에서 환자의 보완대체의학 이용 현황은 1990년에 실시한 보완대체의학 사용실태에 관한 연구에서 응답자의 34퍼센트가 이용한다

---

5) 한국보건산업진흥원, 〈외국 및 우리나라의 유사의료 운영 실태조사〉, 보건복지가족부, 2008, pp.14-5.
6) 한국보건산업진흥원, 위의 논문, p.15.
7) 이현지, 앞의 논문, pp.388-9.

고 답변하였으며, 1997년에 실시한 후속연구에서는 42퍼센트로 증가
하였다. 2004년 실시한 설문연구에서는 36퍼센트였으나, 기도치료를
포함할 경우는 보완대체의학의 이용률이 62퍼센트로 나타났다. 이와
같은 연구결과는 미국에서 보완대체의학의 사용률이 점차 증가하고
있음을 보여주는 것이다. 2004년에 실시한 연구에서 종류별 보완대
체의학 사용 비율은 이완요법이 13.4퍼센트, 카이로프랙틱이 10.9퍼
센트, 마사지가 8.7퍼센트, 허브요법이 5.3퍼센트, 고용량 비타민요법
이 4.2퍼센트, 동종요법이 2.4퍼센트로 나타났다.[8]

샌프란시스코에서는 유방암에 걸린 여성을 대상으로 보완대체의
학의 이용률과 이용형태를 조사하였는데, 대상자의 절반 정도가 한
종류 이상의 보완대체의학을 이용하였고 1/3이 두 가지 이상을 이용
하였다고 한다. 인종에 따라 보완대체의학 이용 종류가 달랐는데, 흑
인의 36퍼센트가 영적 치료를 가장 많이 이용하였고, 황인(중국계)
의 22퍼센트가 약초요법을 가장 많이 이용하였다. 또한 라틴계는 30
퍼센트가 식이요법, 26퍼센트가 영적치료를 이용하였고, 백인은 35
퍼센트가 식이요법, 21퍼센트가 물리요법을 이용하였다. 이와 같은
보완대체의학 이용자의 사회적 특성으로는 주로 교육수준과 소득이
높고, 젊은 층과 개인보험 가입군이 높은 편이다. 대상자의 90퍼센트
이상이 치료가 도움이 되었고 친구들에게 권하겠다고 응답하였다.[9]

---

8) 최준영, 〈외국의 보완요법현황〉, 《의료정책포럼》 제5권, 2007, pp.35-6.
9) 김미정, 〈대체의학의 문제점과 대처방안에 대한 고찰〉, 《한국사회혁신학회보》
    제4권, 2013, pp.125-7.

미국의 보완대체의학 시장규모는 다음과 같다.

〈표-10〉 미국 보완대체의학의 시장규모
(2008~2012년, 단위: 10억 달러)10)

연도	2008	2009	2010	2011	2012
보완대체의학 시장	45.81	47.89	50.37	53.25	56.61

이와 같이 미국의 보완대체의학 시장규모는 지속적으로 성장하고 있으며, 시장의 성장과 함께 보완대체의학적 치료의 수요 또한 증대되고 있다. 정부의 적극적인 지원도 시장 확대의 한 요소이다.

종합하면 미국은 첫째, 보완대체의학의 육성을 위해 정부가 적극적으로 지원한다. 둘째, 국가주도로 보완대체의학의 치료효능을 연구하면서 발전하고 있다. 셋째, 민간의료비 절감을 위한 보완대체의학적 치료와 서비스를 국가 주도로 보험회사와 의료기관에 장려하여 이에 대한 이용률이 확산되었다. 현재 미국의 국민은 정부의 주도와 제도적 보호 아래 효율적이고 안전하게 보완대체의학을 이용한 치료를 받고 있다. 따라서 미국에서는 보완대체의학을 찾는 수요가 지속적으로 증가하고 있으며, 나아가 정부의 적극적인 지원 등이 해당 의료시장의 확대에 긍정적인 영향을 미치고 있다.

(2) 캐나다

캐나다는 국민들이 삶의 질을 높이는 방법으로 보완대체의학을

10) 보건복지부, 앞의 논문, 2011, p.25.

활용하고 있는 나라이다. 보완대체의학의 수요는 캐나다 노인 인구의 헬스케어 시스템에 대한 지대한 관심과 함께 생활 건강 관리에 대한 관심으로 성장하고 있다. 특히 천연 건강제품에 대한 수요는 캐나다인들이 건강에 관련된 잠재적 유용성을 깨닫기 시작하면서 계속 증가하고 있다.

캐나다인들의 70퍼센트는 지금도 천연 건강제품을 사용하고 있으며, 77퍼센트의 캐나다인들은 천연 건강제품이 건강을 유지시켜 주거나 증진시켜 줄 것이라는 생각에 동의한다.[11] 또한 캐나다에서 보완대체의학의 하나로서 자리 잡은 중의학은 그 효능이 검증되어 점차 주류의학으로 변화하는 추세이다. 특히 브리티시 컬럼비아 주는 중의학의 진료자들에게도 "Doctor"라는 공식 직함을 수여하고, 침구사·약초사·개원의·전통 중의학 박사 등의 자격증을 수여하고 있다.[12] 이 지역의 보건 개원의들은 침구나 약초, 추나와 같은 보완대체의학을 사용할 수 있다.

중의학에서 가장 먼저 관심과 인정을 받은 분야는 침술분야이다. 침구사들의 치료를 원하는 대중의 수요가 증가함에 따라 1985년에는 앨버타, 1995년에는 퀘벡에서 침술을 합법화하는 법안을 발표했고, 1999년에 브리티시 컬럼비아 주에서는 합법적인 침구사 집단을 공인하여 침술을 인정하고 개원의원들의 감독을 시작했다.[13] 이러한 법안은 인

---

11) 보건복지부/한국한의학연구원, 〈세계 대체의학시장의 현황 및 향후 전망에 관한 연구〉, 보건복지부, 2007, p.120.
12) 한국보건산업진흥원, 앞의 논문, 2008, pp.15-6.
13) 한국보건산업진흥원, 앞의 논문, 2008, p.15.

증된 침술을 지역 의학의 한 분야로 받아들여 치과, 검안, 물리요법 등 다른 기존의학의 분류들과 비슷한 법적 지위를 부여하고 있다.

캐나다의 보완대체의학 시장 규모는 다음과 같다.

〈표-11〉 캐나다 보완대체의학의 시장 규모(2008~2012년, 단위: 10억 달러)14)

연도	2008	2009	2010	2011	2012
보완대체의학 시장	8.79	9.19	9.66	10.08	10.44

캐나다의 보완대체의학 시장 규모의 지속적인 성장은 치료 수요의 증가를 나타내는 것이다. 시장 확대의 주된 이유는 보완대체의학 상품으로 판매되는 천연 건강제품의 유통경로가 다양화하기 때문이다. 유통경로에는 건강식품 소매업자나 중의약 판매자, 직접 판매자, 체인점 형식의 약국, 독립적인 약국 또는 건강·치료 관리사를 통한 방법까지 포함한다. 이 분야의 관계자 가운데 90퍼센트 이상이 소매업자, 배급업체, 수입업자이며, 이와 같은 제조업자들은 계속적인 성장을 예측하고 있다.15)

이상에서 살펴본 캐나다의 보완대체의학은 다음과 같은 특징을 가지고 있다.

첫째, 캐나다인들은 보완대체의학적 천연 건강제품이 건강을 유지시켜 주거나 증진시켜 줄 것이라 믿고 있다. 둘째, 각 지방 정부가

---

14) 보건복지부, 앞의 논문, 2007, p.25.
15) 한국한의학연구원, 앞의 논문, 2007, pp.121-7.

보완대체의학의 범주에 드는 중의학 자격표준을 만들었거나 전문 자
격증명서를 수여함으로써 적어도 몇 가지 치료법을 수용하고 있다.
셋째, 천연 건강제품의 판매·유통경로가 다양한 것도 시장 확대에
영향을 미치고 있다. 이를 종합하면 캐나다는 보완대체의학을 법적
으로 보호하고 있으며, 제도적 검증을 거친 치료사들은 그들의 재능
과 의학적 경험을 환자들 치료에 사용함으로써 기존의사와 비슷한
법적 지위를 갖고 보호받고 있다.

2) EU의 보완대체의학

유럽의 의학은 나라마다 운영방식에 차이는 있으나, 오래전부터
자신들의 전통적인 보완대체의학들을 융통성 있게 유지·발전시켜
왔으며 이들이 현대의 정통의학과 자연스럽게 공존하는 형태이다.
유럽의 의료체계는 미국이나 우리나라와 달리 서양의학과 보완대체
의학, 또는 서양의학과 동양의학이라는 이분법적인 의료체제로 나누
어져 있지 않으며, 보완대체의학은 정통의학과 더불어 오래전부터
자연스럽게 공존해 왔다. 대표적인 보완대체의학 분야로는 생약의
학, 동종의학 및 인지의학 등이 전통적으로 활용되어 왔으며, 1970년
대 후반부터 동양의 민간요법과 침술이 본격적으로 도입되어 널리
보완대체의학으로 보급되고 있다.16)

---

16) 한국보건산업진흥원, 앞의 논문, 2008, p.16.

(1) 독일

독일에서 보완대체의학 연구는 1992년에 독일연방 과학기술부에서 Herdecke 대학과 협조하여 보완대체의학의 연구 과제를 시작하면서 출발했다. 보완대체의료진을 찾은 2천만 명의 환자들이 가장 많이 찾은 보완대체의학은 동종요법과 침술, 식물요법, 마사지 등이다. 독일 국민 전체의 20~30퍼센트가 보완대체의학적 치료를 받은 적이 있으며, 치료는 남성보다 여성이 더 많이 이용한 것으로 나타났다.

독일의 보완대체의학 제도는 1976년 학문의 복수성과 치료의 자유법이 제정되어, 모든 의사는 자신의 책임 아래 환자에게 유익하다고 생각하는 치료 방법을 시술할 수 있는 법적 근거가 마련되면서 시작되었다. 이에 따라 침술과 한약이 공보험의 영역에 포함되어[17] 독일 의료진들은 보완대체의학을 적극 활용하고 있다.

그 외에도 독일에서는 민간의술자라는 직업적 치료행위를 법률로 허용하여 허가제를 통해 낮은 수준에서 일정하게 행정적 감독을 시행하고 있다. 면허를 취득하기 위해서는 정규의학의 기본적 지식을 획득하는 요건을 충족해야 한다.[18] 이것은 기존 정통의학이 의료영역에 전면적으로 그 기반을 형성할 원천적인 조건을 설정한 것이다. 이와 같은 기반 위에서 주민건강에 대한 위험을 저지한다는 전제를

---

17) 보건복지부, 앞의 논문, 2011, p.66.
18) 교육과정에는 주사 치료법, 붓꽃 진단법, 침술, 동종요법, 지압, 척추 교정술, 식물요법, 정신요법, 오존요법 등이 포함된다. 대부분의 치료사들은 실제 훈련과 함께 20주 동안의 연수과정을 이수해야 한다. 한국한의학연구원 편, 《세계 각국의 전통의학 제도 조사 '98》, 한국한의학연구원, 1998, p.103.

인정하고 각종 민간의술자들은 저마다 자신의 의술을 직업적으로 시행하고 있다.[19]

보완대체의학 이용 현황으로는 1994년에 10,000~13,000명의 의료진이 보완대체의학을 시술했으며 이들 가운데 8,000명이 독일 의사협회에 가입되어 있는 것을 들 수 있다. 의료진의 75퍼센트가 보완대체의학을 사용하고 통증치료 전문병원의 77퍼센트가 침술을 이용한 치료를 제공하고 있다.[20] 2004년에 성인을 대상으로 보완대체의학의 사용실태를 조사한 결과, 남성의 54퍼센트, 여성의 70퍼센트가 지난 일 년 동안 적어도 한 번 이상 보완대체의학을 사용하였다고 응답하였다. 가장 많이 사용한 요법은 운동요법(남 26퍼센트, 여 32퍼센트), 허브요법(남 20퍼센트, 여 33퍼센트), 수(水)치료(남 17퍼센트, 여 24퍼센트), 의료 마사지(남 15퍼센트, 여 22퍼센트), 동종요법(남 10퍼센트, 여 20퍼센트), 침술(남 6퍼센트, 여 11퍼센트)이었다. 보완대체의학을 사용한 가장 큰 이유는 요통이 57퍼센트였고, 감기가 29퍼센트, 두통 19퍼센트, 염좌 15퍼센트, 소화기 질환 12퍼센트 순이었다. 이들의 만족도는 서양의학이 45.8퍼센트인 반면 보완대체의학은 78퍼센트였다.[21] 이처럼 독일에서 보완대체의학의 이용률이 높은 것은 일상적인 진료에 보완대체의학을 편입시키고자 하는 의사와 민간의술자들의 관심이 높아졌기 때문이다.

이상에서 살펴본 독일의 보완대체의학은 아래의 특징이 있다.

---

19) 변무웅, 〈독일의 민간의술자 법률〉, 《한양법학》 제20권, 2009, p.326.
20) 보건복지부/한국한의학연구원, 앞의 논문, 2007, p.70.
21) 최준영, 앞의 논문, p.37.

첫째, 독일 정부는 보완대체의학 연구를 적극적으로 지원하고 있다. 둘째, 보완대체의학의 제도권 진입을 법적으로 자유롭게 허용하고 있기 때문에 의사와 관련 종사자들이 이를 적극 활용하고 있다. 셋째, 독일에서 보완대체의학은 이미 치료 효험이 입증되어 많은 국민이 이용하고 있다. 특히 민간의술자라는 직업을 국가에서 허용하고 감독함으로써 국민은 다양한 치료 방법들을 이용할 수 있다.

(2) 영국

영국의 국민은 누구나 자신이 필요로 하는 치료법을 선택할 수 있다는 기본적인 원칙에 따라 의료의 자유가 실천되고 있다. 그래서 보완대체의학은 국민이 선택 가능한 공영의료 시스템으로서 수요가 급증하고 있다.[22] 보완대체의학 분야인 중의학 시술 등 의사들의 의료행위는 법적으로 허용되었기 때문에 별도의 면허를 필요로 하지 않는다. 그 이외에도 정골요법사협회, 척추교정술사협회 등이 영국의사협회와 동일한 양식으로 보완대체의학에 대한 관리를 담당하고 있다. 또한 보완대체의학 교육과정이 점차 학문적으로 체계화되고 있어서 척추교정술, 정골요법, 침술 및 한방 시술자를 대학교육에 준하여 배출하고 있으며, 졸업자들에게는 학사학위가 수여된다. 국가의료보험에서는 생약의학, 침술, 동종의학 외에도 여러 종류의 보완대체의학에 대한 치료비를 오래전부터 지급하고 있다.[23]

---

22) 최선미, 앞의 논문, p.8.
23) 한국보건산업진흥원, 앞의 논문, 2008, p.17.

보완대체의학의 이용 현황은 1998년의 설문조사 참가자 1,204명 가운데 254명이 보완대체의학적 치료를 받았다고 응답한 것을 들 수 있다. 그 가운데 가장 많이 언급된 치료법은 식물요법이 34퍼센트였고, 아로마 치료법이 21퍼센트, 동종요법이 17퍼센트, 침술과 지압요법 14퍼센트 등의 순이다. 이 설문조사의 78퍼센트는 보완대체의학을 점점 더 많이 사용하고 있다는 견해를 보였으나, 6퍼센트는 지난 5년 동안 더 적게 사용하고 있다고 응답하였다.[24] 또한 영국 1차 진료에서 보완대체의학의 사용비율을 비교한 결과 1995년에는 1차 진료의 39.5퍼센트가 사용하였고, 2001년에는 49.4퍼센트가 사용하여 1995년에 견주어 10.1퍼센트가 증가하였다.[25] 주요 종목은 침술요법 33.6퍼센트, 정골요법 및 카이로프랙틱 23퍼센트, 동종요법 21.1퍼센트, 허브요법 2.7퍼센트 등의 순으로 나타났다.[26]

이상에서 살펴본 영국의 보완대체의학은 몇 가지 특징이 있다.

첫째, 영국은 누구나 자신이 필요로 하는 건강치료법을 선택할 수 있다는 기본적인 원칙에 따라 의료의 자유가 실천되는 나라이다. 둘째, 국가 의료보험에서는 여러 종류의 보완대체의학에 대한 치료비를 오래전부터 지급하고 있다. 셋째, 국민은 보완대체의학에 대해 전체적으로 만족하고 있기 때문에, 이용률이 계속해서 증가되고 있다. 따라서 의사는 환자에게 도움이 된다고 확신하면 어떤 형태의 보완대체의학이라도 사용할 수 있다. 또한 의사의 윤리 강령 및 다른 시

---

24) 보건복지부/한국한의학연구원, 앞의 논문, 2007, p.94.
25) 김미정, 앞의 논문, p.123.
26) 한국보건산업진흥원, 앞의 논문, 2008, p.17.

행 절차는 보완대체의학 전문인들에게도 적용되고 있다.

(3) 프랑스

프랑스는 세계에서 1인당 식물 약초의 약제 소비가 높은 나라 가운데 하나이다. 그래서 프랑스에서 약초요법은 보완대체의학의 주요 분야이다. 프랑스에서는 약초를 완전히 식물이거나 식물 추출물로 정의하고, 식물로 만든 의약제품에 더 정확한 효과를 나타내기 위하여 간소화된 기준에 따라 등록할 수 있는 식물 리스트를 만들었다. 여기에는 질병에 대한 최대의 이익과 위험률을 고려하여 식물의 안전성과 전통적으로 널리 쓰이고 자가치료법으로 사용되는 식물의 역사적인 증명까지도 밝히고 있다.

국가적 차원의 식물 활용의 보급에 따라 2006년에 조사한 유럽 각국의 약초시장 규모 비율에서 프랑스는 전체의 21퍼센트로,[27] 독일에 이어 유럽에서 두 번째로 약초 소비를 많이 하는 나라로 조사되었다. 약초요법은 공식 의료체계의 주요한 부분으로서 수세기 동안 일반 사람들과 치료사들에 의해 이용되었다. 약초요법은 정도의 차이는 있지만 유럽의 모든 지역에서 명맥을 잇고 있고, 오늘날까지 적어도 차, 습포제, 흡입제 등에 쓰이는 몇 가지 식물에 대해 아는 바가 없는 가정을 찾아보기란 힘들 정도이다.

또한 프랑스에서는 의료인이 보완대체의학을 사용할 때에 몇몇의

---

27) 보건복지부, 앞의 논문, 2011, p.27.

요법에 대해서 사회보험이나 개인보험으로 그 비용이 지급되며, 특히 침술과 한약을 공보험의 영역에 포함하고 있다.[28]

보완대체의학의 이용 현황은 동종요법, 침술, 식물요법 등이 가장 많이 사용되고 있는 것이다. 1987년에 시행된 한 조사에 따르면, 36퍼센트의 의료진들은 적어도 한 가지 이상의 보완대체의학적 치료를 자신의 진료에 사용하고 있는 것으로 나타났다. 또 다른 여론조사에 따르면, 49퍼센트의 응답자가 지난해 적어도 한 번은 보완대체의학적인 치료를 받은 것으로 나타났다.[29] 보완대체의학을 이용한 환자의 70퍼센트는 보완대체의학이 가벼운 통증에 매우 효과적이라고 생각하고 있으며, 65퍼센트는 만성적인 질병, 9퍼센트는 심각한 질병에도 역시 효과가 있는 것으로 여기고 있다.[30]

이상에서 살펴본 프랑스의 보완대체의학은 아래의 특징이 있다.

첫째, 프랑스는 세계에서 1인당 식물의 약제 소비가 높은 나라이며 이는 자연약물의 국가적 보급이 기여하였다. 둘째, 보완대체의학적인 치료에 대해 사회보험이나 개인보험으로 비용을 지급할 수 있다. 셋째, 주로 이용되는 보완대체의학은 동종요법, 침술, 식물요법 등이 있다. 종합하면 프랑스에서는 보완대체의학의 여러 요법이 제도권의 보호 아래 원활히 이용되고 있으며, 이처럼 이용률이 높은 이유는 자가치료의 장점을 가진 보완대체의학에 대한 사람들의 만족도가 높기 때문이다.

---

28) 보건복지부, 앞의 논문, p.66.
29) 김미정, 앞의 논문, p.122.
30) 보건복지부/한국한의학연구원, 앞의 논문, 2007, p.86.

(4) 헝가리

헝가리에서는 경제성장에 따라 양질의 삶을 추구하는 웰빙 트렌드가 점차 확산되어 보완대체의학 역시 사람들의 관심 대상이 되고 있다. 헝가리의 보완대체의학은 온천, 자연건강식품, 피트니스, 친환경제품 등이 대표적이다. 헝가리에서 보완대체의학의 실질적인 활동이나 임상의 적용도는 서유럽에 비해 낮지만, 자연의학을 의과대학의 교육프로그램으로 적용시켜 각종 면허제도를 도입하는 등 법적으로는 가장 잘 정비되어 있다.

현재 보완대체의학에 편입된 민간요법인 온천은 기원전 약 2000년 고대 로마인의 공중목욕탕에서 시작되었는데, 헝가리의 온천도 이 시대부터 시작된 것으로 알려져 있다. 온천은 지금도 관절염이나 피부질환의 치료요법으로 널리 이용되며, 의사의 처방전이 있으면 무료로 이용할 수 있다. 아울러 헝가리는 아로마 오일과 비타민, 미네랄이 풍부하고 각종 약리성분이 함유된 허브 등 약용식품의 주 생산국이자 수출국이다.[31]

헝가리의 보완대체의학 이용은 오랜 역사를 가진 온천에 집중되어 있다. 수도인 부다페스트만 해도 크고 작은 목욕탕이 130여 곳이며, 전국에는 1,300개의 온천이 있다. 온천은 헝가리인들에게 일상생활의 일부로 간주되고 있으며 대부분 서유럽 관광객이 관광보다는 치유를 겸한 휴식을 위해 헝가리를 찾고 있다.[32]

---

31) 김미정, 앞의 논문, p.124.

또한 헝가리인들은 자연건강식품이나 대체약품이 일반 약품에 견주어 부작용이 덜해 안전하고, 몸에 부담이 없다는 인식이 높아서 다른 유럽 지역보다 자연건강식품에 대한 의존도가 높다. 실제로 2011년 기준 헝가리의 자연건강식품 및 대체약품 시장 규모는 174억 포린트(약 6000유로)로 전년 대비 6퍼센트 이상 급격히 증가한 것으로 나타났다. 이 가운데 가장 성장세가 뚜렷한 분야는 어린이용 영양보충제로 전년 대비 10퍼센트 이상 성장했다. 시장규모 면에서는 영양보충제가 전체 시장의 47퍼센트를 차지하고 있다.[33]

이상에서 살펴본 헝가리의 보완대체의학은 다음과 같은 특징을 가지고 있다.

첫째, 보완대체의학의 관심 인구는 온천, 바이오식품, 피트니스센터, 친환경제품 사용 등을 중심으로 확대되고 있다. 둘째, 의사의 처방전이 있으면 온천 등을 무료로 이용할 수 있는 등 제도적으로 보호받고 있다. 셋째, 다양한 질병의 치료를 위해 유럽인들이 헝가리를 찾고 있을 정도로 온천요법은 유명하다. 따라서 헝가리에서는 앞으로도 온천을 이용한 보완대체의학적인 지료 방법이 증가힐 깃으로 전망된다.

---

32) 보건복지부/한국한의학연구원, 앞의 논문, 2007, p.118.
33) 《한국일보》, 2012. 10. 23.

2. 아시아의 민간요법 활용

아시아에서는 중국과 인도를 중심으로 하는 황하 문명과 인더스 문명의 영향을 받아 몇 개의 민족이 다양한 규모의 국가를 형성하였고 이들 문명은 서로 끊임없이 교류하였다. 따라서 중국과 인도의 문화가 아시아에 미친 영향은 종교와 생활양식까지 파급되고 전수되어, 현재까지도 각 지역에서는 불변의 토착적인 체계를 유지하고 있다. 또한 각 민족에게는 민족고유의 생활과 밀착된 의료가 존재하였으며 고유의 생활양식이나 그 지역의 식물 등이 활용되었다.

1) 중국

(1) 티베트 의학

세계 4대 전통의학의 하나인 티베트 의학은 8세기쯤에 체계를 이루어 현재까지도 지역 주민의 보건의료를 담당하고 있다. 티베트 의학은 토착적인 민간요법과 다른 민족의 우수한 의학의 장점을 흡수하여 천 년 이상의 기간에 이르는 의학적 이론 정리와 임상 검증을 거치면서 발전한 독특한 민족의약체계를 갖추고 있다. 지역 주민들의 경험을 바탕으로 한 티베트 고유의 민간요법은 타의학과 소화, 흡수, 개조, 제고를 통하여 민족적인 상황과 서로 결합됨으로써 민족

의 특색을 갖춘 새로운 문화체계를 만들었다.[34]

티베트의 전통 민간요법에서는 건강의 유지를 위해 불교적 관점을 통한 심신의 수련이 매우 중시된다. 그래서 티베트 전통의 민간의학에서는 독립적이고 자율적인 "자기"가 존재하며, 이러한 기본적인 인식에서 3가지 정신적인 요소가 존재한다. 이것들은 궁극적으로 삶의 고통을 야기하는 84,000개의 감성을 만들어 낸다. 부처와 보살과 같이 완전하고 순수한 존재 이외의 기본적인 인식 및 3가지 정신적인 요소인 욕망(욕구, 열정, 애착), 화(안달, 격노, 증오), 진실에 대한 좁은 견해(우둔함, 닫힌 마음, 냉담)는 각각의 존재들이 윤회를 하게 되는 기본적인 바탕이 될 뿐만 아니라 그와 관계된 육체적, 감정적, 정신적인 능력이 봉착하는 어려움의 기초가 된다. 이것은 티베트 의학에서 3가지 정신적인 요소를 질병의 간접적인 원인으로 인식하는 이유이다. 이러한 3요소는 각각 불교에서 인간을 고통에 빠뜨리는 3대 번뇌라고 말하는 탐(貪), 진(瞋), 치(癡)에 해당한다.[35]

불교적 관점에서는 존재하는 모든 진실이 이 우주에 있는 다른 것들에 의손하며 서로 영향을 주고받는다고 여긴다. 불교에서는 사람의 몸으로 태어나는 것이 짧은 인생의 기초가 되는 진실을 지각하고, 그렇게 함으로써 윤회의 수레바퀴와 그에 따른 고통으로부터 자신을 해방시킬 수 있는 좋은 기회를 제공할 뿐이라고 생각한다. 이

---

34) 한창현·박지하·이상남, 〈아유르베다와 티베트 의학의 기본이론과 한의학과의 비교 고찰〉, 《한국한의학연구원논문집》 제16권, 2010, p.24.

35) 장은영·윤창열, 〈티벳의학에 대한 연구《四部醫典·論說醫典》 및《四部醫典·秘訣醫典》을 중심으로〉, 《대전대학교한의학연구소 논문집》, 2004, pp.85-103.

러한 티베트 불교의 인식 속에서 질병은 해탈에 이르기 위한 고행의 일종일 뿐이고, 인체는 윤회 속에서 잠시 머물고 가는 거처일 뿐이다. 이러한 인식들은 사체에 특별한 의미를 부여하지 않는 사고와 독수리의 먹이가 되도록 하는 관습을 형성하게 되었고, 결과적으로 이것은 해부학이 발달할 수 있는 바탕이 되었다.[36]

자치구와 국가 관련 부서는 티베트의약 연구체계의 강화를 위해 10여 년 동안 연구비 지원과 함께 연구 인력을 갖추게 하였다. 2006년 자치구 티베트의약연구원의 기초 위에 '티베트 자치구 장의약연구원'이 세워져 있으며, 현재는 전임연구원 31명, 겸직 연구원 53명이 있다.[37] 이후 티베트의약의 구조, 계승, 정리, 발전 작업의 성과는 두드러졌는데, 문화혁명 이후 자치구 당위원회, 정부와 위생행정 부서는 티베트의약의 연구를 매우 중시하여 정책적 보호와 다양한 연구로 많은 진귀한 문헌들을 보존하였다. 또한 많은 비법을 지닌 티베트 전통 민간요법의 명의들이 보호를 받으면서 티베트 의학이 전승되었다.

사원 교육이 티베트 의학 교육의 한 형식이 된 것은 특수한 역사적 배경 때문이다. 중국 편입 이전의 티베트는 정치와 종교가 합일된 사회였다. 이러한 배경에서 장족이 지식을 습득하는 유일한 길은 절에 들어가 승려가 되는 것이었다. 절에 들어가는 사람은 대부분

---

36) 이봉효·박지하·이상남, 〈티벳 전통의학에 관한 고찰〉, 《대한예방한의학회지》 제14권, 2010, p.79.
37) 한창현, 〈세계 전통의학 연구거점 기반구축 사업: 인도, 티벳, 마야, 인디언 전통의학〉, 한국한의학연구원, 2010, pp.62-3.

아동으로 7, 8세 전후에 입적할 수 있었고, 사원교육은 문자부터 "격서(格西)38)"(박사)학위 취득까지 정규교육 단계를 포함하고 있다.

또한 민간요법에 대해 사제전승 학문을 구전으로 전해주는 도제형식은 의학의 맹아단계에서 현대에 이르기까지 늘 있어 왔으나, 역사적인 단계에 따라 지위가 달랐다. 사제전승 형식의 교육에서 스승은 일반적으로 믿음이 가는 제자에게만 진수(眞髓)를 전하였으며, 학습내용은 티베트 의학 경전을 위주로 하고 동시에 스승의 경험을 결합한 것이었다. 이론과 실천을 서로 결합한 독특한 장점 때문에 오늘날까지 사제전승 방식의 티베트 전통의학 교육은 여전히 쇠퇴하지 않고 있다.39)

티베트 의학의 진단에서 특징적인 것은 망진(望診)과 문진(問診)을 중시한다는 점이며, 특히 냄새와 맛을 이용하는 진단법이 많다.40) 티베트의 전통 민간요법 및 의학의 범주에는 약물요법, 내복법, 외치법,41) 식이요법, 오일요법, 뜸요법, 금침요법, 사혈요법, 부항

---

38) 사원교육의 학위제는 학승이 불교를 배우는 과정에서 획득하는 진신(進身)의 단계로 큰 지식과 공덕을 갖춘 사람을 만드는 것이다. 격서〔善知識〕는 학위의 총 명칭이며 종교박사의 제일등급에 해당한다.

39) 한창현, 앞의 논문, 2010, p.71.

40) 이봉효·박지하·이상남, 앞의 논문, p.79.

41) 내복법은 환(丸), 산(散), 고(膏), 탕(湯), 주(酒) 등의 각종 약물을 복용하여 질병을 치료하는 것을 말한다. 외치법은 추나(推拿), 안마(按摩), 발한(發汗), 애구(艾灸), 열부(熱敷), 냉욕(冷浴), 약주욕(藥酒浴), 온천욕(溫泉浴), 적안(滴眼), 적이(滴耳), 적비(滴鼻), 훈증(熏蒸), 찰약(擦藥), 관장(灌腸), 도뇨(導尿), 천자(穿刺), 방혈(防血) 등의 방법을 이용하여 질병을 치료하는 것이다. 티베트 의학의 치료적 특징 가운데 하나는 외치법이 매우 활발하게 이용되었다는 것이며, 이러한 상황은 의료기기의 발달에 모태로 작용하기도 하였다. 실제로 티베트의 전통의학 서적인 《사부의전계열괘도(四部醫典系列掛圖)》에서는 100여 종에

요법 등이 있다. 이외에도 주술사가 치료의 역할을 담당하기도 하였으며, 치료 방법은 동물의 희생, 악귀를 쫓아내는 행위 등이 포함된 일종의 의식이다.

장의 면허는 장의 의사자격고시에 합격하여야 주어지며 의사 자격고시 집행법에 의거하여 1999년 7월부터 시행되었다. 또한 2010년 위생부 자료에 따르면 장의사 자격고시 조건은 학력과 사승 전승관계가 인정된 경우이다.

그 밖에도 민족의는 사승방식으로 전통의학을 만 3년 이상 학습하거나 여러 해 동안 특별한 기술을 실행한 경우로서, 인민정부 위생 행정부문이 확정한 전통의학전공조직 또는 의료, 예방, 보건기구심사에 합격 및 추천을 받은 경우 집업의사고시, 집업조리의사고시를 볼 수 있다. 이는 티베트지역에서 활동하고 있는 티베트의약의 의료 행위를 합법화시켰고, 그들에게 직업적 안정성을 제공하는 동시에 기초 의료를 시민들에게 공급할 수 있는 기반이 되었다.[42]

1959년 의학교육기관인 '멘치캉(門孜康)'과 '약왕산(藥王山)'이 합쳐져 라사에 티베트 의원이 세워졌고, 이것은 다시 1980년에 서장자치구의 장의원으로 바뀌었다. 이 장의원은 오늘날 종합적인 장의학 연구기관이자 종합병원으로서 종사요원 332명, 200개의 입원실, 연간 26만 명의 내원환자가 있다.[43] 티베트의 경우, 자신들의 고유한

이르는 의료기기를 소개하고 있기도 하다. 김동우, 〈티벳 의학과 한의학〉, 《소문학회지》, 2001, pp.42-67 참조.
42) 한창현, 앞의 논문, 2010, pp.52-8.
43) 한국한의학연구원, 앞의 논문, 2007, p.216.

치료법과 의학을 다양한 웰빙과 의료 비즈니스로 모델화하여 미주지역과 유럽에 관련 상품과 인력을 파견하고 있다.

이상에서 살펴본 티베트의 전통의학은 다음과 같은 특징을 가지고 있다.

첫째, 티베트의 전통의학은 토착적인 민간요법과 다른 민족의 우수한 의학의 장점을 흡수하여 천 년 이상의 이론 정리와 임상 검증을 거치며 발전한 독특한 민족의약체계이다. 둘째, 티베트 의약학에서 많은 비법을 지닌 민간요법의 명의들이 국가적 보호를 받으며 그들의 기술을 전승하고 있다. 셋째, 장의사 자격 고시 조건은 학력과 사승 전승관계가 인정된 경우이다. 그리고 티베트 의학에서는 대부분 의사가 아닌 민간요법을 전수받은 라마승에 의해 정신적인 치료법이 시행되고 있기 때문에 정신적인 측면을 강조한 의학이라고 할 수 있다. 이는 불교적 윤회사상의 종교적인 색채가 의학에 반영되었기 때문이다. 또한 티베트 의학이 예방과 위생을 중시하며 인위적인 치료법보다 자연적인 방법을 선호하는 것은 전통적 민간요법의 자연주의적 특성이다.

중국 정부는 티베트 의학을 중의학 범주에 포함시켜 자국 전통의학의 위상을 공고히 하는 데 활용하고자 하지만, 실제로는 중의학에 비하여 지원이 적은 실정이며 주류인 현대 의학체계 안으로 흡수·통합시키려는 양상을 보이기도 하였다.

티베트 의학에서는 중의학에서 말하는 장부(臟腑)와 그 관계에 대한 개념을 갖고 있지 않으며, 경락이론과 음양이론의 개념도 채택하고 있지 않다. 한 예로 티베트의 의사는 의사의 오른손으로 오른쪽의 맥을 잡는 등 중국 의사가 하는 것과 맥진 자세 및 위치가 조금 다르다. 티베트에서 도교와 침술은 중국과 같이 발전하지는 않았다.

(2) 중의학

현재 전 세계에서 이용되는 보완대체의학 가운데 중의학이 차지하는 비중은 절대적이다. 중의학은 중국의 전통의학으로 중국에서는 제도권 의료임과 동시에 세계 여러 나라에서는 현행의료적 한계를 보완하는 보완대체의학 및 민간요법으로 활용되고 있다. 중국의 민간요법은 바로 고대로부터 형성되어 중의학으로 집적된 것이라고 볼 수 있으며, 민간에서 행해지는 다양한 민간요법의 자연적 치료 방법들이 중의학에서는 유연하게 포함되어 사용된다.

중국은 중의학을 정부의 육성 중점분야로 선정하면서 전통의학에 대해 강력한 지원을 하고 있다. 특히 중국의 헌법 제21조의 '현대의학과 중국의 전통의학을 병행 발전시킨다'라는 내용에서 알 수 있듯이, 중국정부는 현대의학 및 중의학 발전의 필요성을 강조하고 있다.

구체적으로 중의학 기술혁신과 현대화 발전을 위한 범부처 기본계획 수립 등 정부 주도의 정책이 시행되고 있으며, 2008년 11월 베이징에서 개최된 세계보건기구 설립 60주년 기념 전통의학총회에서는 '베이징선언'을 채택함으로써 중의학의 세계화에 노력하고 있다. '베이징선언'은 전통의학을 인류 보건의료 향상의 구성요소로서 확

산시키려는 것을 주요 내용으로 하면서 세계 여러 나라의 국가대표
들이 국가별 전통의학을 더욱 활성화하기 위한 노력에 동의한 선언
으로, 그 의미가 대단히 높다. 이러한 선언에 힘입어 중국정부는
2009년 49억 위안(당시 환율로 약 7,700억 원)이라는 대규모 자본을
'중의약' 분야에 집중 투자함과 동시에,[44] 중국 전통 침술법을 유네
스코 세계 무형문화유산에 등재하기 위해 발 빠른 세계화 전략을 추
진하고 있다.

중의학 분야는 '중의약의 현대화'를 모토로 연구개발이 강화되고
있다. 특히 과학기술부, 국가발전계획위원회, 중의약관리국 등의 8개
부처가 '중의약현대화발전강요'를 토대로, 본격적인 중의약의 현대화
와 중의약의 세계진출을 도모하고 있다. 구체적으로는 미국이나 EU
등과의 과학기술 협력 체결을 통해 중의약의 과학기술을 공동으로
연구할 것을 합의하였으며, 이를 세계화하기 위한 계기로 마련하고
있다.

또한 주목할 점은 중국 정부의 노력이 정책적인 차원에 그치지 않
고, 중의약 학술단체의 활동에까지 영향을 미치고 있다는 것이다. 중
의약의 세계화를 추구하는 것을 목적으로 하는 국제학술단체는 세계
중의약학연합회가 있다. 세계중의약학연합회는 2003년에 설립되었으
며, 중국 정부가 지원하고 중화인민공화국 위생부 부장이 의장을 맡
고 있다. 이 조직의 목적은 세계 여러 나라에 있는 중의약 단체 간의
이해와 협력을 증강시키고, 학술교류를 강화함으로써 중의약을 보

---

44) 황중서, 앞의 논문, p.149.

호·발전시켜 여러 나라의 주류의학 체계로 편입시키는 것이다. 또한 중의약학과 세계 각종 의약학의 교류와 협력을 추진하며, 인류의 건강을 위해 공헌하는 것이다. 이 목적을 달성하기 위해서 다음과 같은 3단계의 사업을 실시하고 있다.

1단계는 2004년부터 매년 세계 중의약대회를 개최하여 해마다 800명에서 1,200명이 참가하여 활발한 교류를 하는 것이다.

2단계는 국제적 지역회의를 개최하여 40여 개의 전문위원회가 중심이 되는 학회를 개최하는 것이다. 전문위원회의 학술회의를 통해서 학술 교류, 성과 보급, 인재 훈련, 정보 공유를 촉진하는 등 세계중의약학회연합회의 기조를 형성하고 있다. 중의약 10개 분야의 국제표준을 자체적으로 제정하여 6개의 언어로 번역하여 보급하는 성과를 거두었다.

3단계는 국제적 훈련을 실시하는 것이다. 각 전문위원회가 학습반과 훈련반 과정을 개설하여 중의약 관련 교육을 실시하고 있다. 그리고 중의약 표준용어 및 임상표준화 교재를 발간하고 보급한다.45)

이처럼 세계중의약학연합회는 중의약 관련 국제 표준을 만들고 국제 교류를 통해서 중의약을 보급하고자 한다. 그래서 현재 많은 나라에서는 세계중의약학연합회의 표준을 사용하고 있으며, 국제 중의약 자격시험에서도 이 단체가 보급하는 표준화 교재를 사용하고 있다.

중의학의 제도는 이미 완전한 체계를 갖추어 전국적으로 27개의 중의학 대학에 침구학과가 설치되어 있다. 학제는 5~7년으로 각각

---

45) 이현지, 앞의 논문, p.387.

학사와 석사 학위를 수여하고 있고, 일부 대학은 허가를 받아 박사 과정을 열어 학위를 수여하고 있다. 그리고 학생들은 졸업 후 침구의 임상·과학적 연구·교수업에 종사한다. 또한 전국 2,864개의 중의 의료기관에 침구과가 설치되어 있고, 비교적 대규모의 중의병원에는 침구병동이 설치되어 있다. 일부 성과 시에는 침구병원을 열었으며, 지역의료와 농촌의료기관은 기본적으로 침구 등 중의학 서비스를 제공할 수 있다.[46]

전국적으로 약 27만 명의 등록 의사들은 대부분 침구요법을 사용하여 질병을 치료하며 그 가운데 일부 의사들은 침구전문의사로 침구를 주로 사용하는 의료서비스를 제공한다. 지역과 농촌의 의사도 기본적으로 침구요법을 응용하여 질병을 치료할 수 있으며, 침구로 치료 가능한 질병의 수가 계속적으로 확대되고 있다.

관계 자료에 따르면 침구로 치료 가능한 중·서 의학이 진단한 질병은 351개에 달한다. 침구는 일반적이고 다발적인 질병의 치료 이외에도 여성 불임증, 식물인간의 회복, 침술 해독 등의 난치병 치료에도 그 사용이 확대되고 있다.[47]

중의학의 이용 현황은 2008년을 기준으로 중의약의 생산 매출이 연간 28조 8,116억 원 규모이며, 신흥 산업으로 매년 20퍼센트 성장하는 추세이다. 중의약 시장은 최근 10년 동안 10배 이상으로 성장하여 전체 의약품 시장 규모에서 25퍼센트를 점유하고 있다. 이 때

---

46) 한국보건산업진흥원, 앞의 논문, 2008, p.141.
47) 한국보건산업진흥원, 앞의 논문, 2008, p.141.

문에 전통의약 관련 수출은 2000년에 5억 4,200만 달러였지만, 2005년 8억 3,000만 달러, 2009년 14억 6,000만 달러로 매년 증가하는 추세이다.[48]

이상에서 살펴본 중국의 전통의학은 다음과 같은 특징을 가지고 있다.

첫째, 중국 정부는 중의학의 현대화를 위해 적극적인 지원을 하고 있다. 둘째, 중국 정부는 중의학을 육성중점 분야로 선정하고 세계 주류의학의 위치로 편입시키기 위한 전략을 세워 추진하고 있다. 셋째, 중국 정부는 중의약 관련 국제 표준을 만들고 국제 교류를 통해서 중의약을 보급하고 있다. 이처럼 중국은 과거부터 현재까지 전통의학의 발전을 위한 강력한 지원을 하고 있으며, 중국의 헌법에는 현대의학과 전통의학의 동시 발전의 필요성을 강조하고 있다. 이는 전통의학과 서양의학에 대등한 중요성을 부여하기 때문이다. 중국은 자국의 전통의학인 중의학의 세계화를 주도하고자 제도적·경제적 지원을 체계적으로 실천하고 있다.

　　2) 일본

일본의 현행의료체계는 서양의학이 위주이며, 한방의학은 이에 대한 보조적 수단으로 민간요법이라고 할 수 있고 한방의학적 치료를 행하는 의료유사업이 존재한다. 특이한 점은 한방의학이 제도권 의

---

48) 보건복지부, 앞의 논문, 2011, pp.28-31.

료라기보다는 서양의학적 치료의 보조수단이며, 오히려 민간요법의 의료유사업으로 침, 뜸, 부항 등 한방적 치료가 더욱 활발하게 시행된다는 점이다.

고대 일본의료는 전반적으로 중국의학의 모방이며 일본 고유의학으로서의 발전은 미미했다. 본격적인 일본의학은 조선을 경유한 중국의학을 도입하면서 시작되어 서기 4~500년대에 고구려, 백제, 신라의 의약사 등이 일본으로 전한 서적이나 의술이 고대 일본의료의 중심이 되었다. 일본에 현존하는 최고의 의서인 《의심방(醫心方)》은 984년 단바노 야스요리가 중국 서적을 인용해 쓴 것으로, 이 의서에는 중국에서 이미 상실된 고서의 내용이 포함되어 있으며, 우리나라의 《백제신집방(百濟新集方)》, 《신라법사방(新羅法師方)》이 기재되어 있다.

일본은 1868년 메이지시대 이후 서양문명을 적극적으로 받아들이기 시작하였으며, 의학 분야에서는 당시 서양의학 중 최고 수준인 독일의학을 도입하였다. 이러한 시대적 경향을 반영해 일본은 1883년 새로운 의사면허규칙을 제정했다. 이 법률에 따르면 서양의학 의사시험에 합격한 자만이 의사면허를 취득할 수 있었고, 먼저 그 면허가 있어야만 한방의학적인 치료행위를 할 수 있도록 하였다. 이와 같은 이유로 일본에서는 한방의학이 쇠퇴하고, 서양의학을 중심으로 의료가 발전하였다.

그러나 1950년에 이르러 전통의학에 대한 연구가 시작되어 동양의학회가 결성되면서부터 1967년 4개의 한방 엑기스제제가 처방약으로 허가되었으며, 1976년에는 42개의 한방 처방이 의료보험대상으로 편입되었다. 2007년에는 148개의 처방에 대한 한방약품이 의료보험으로 적용되고 있으며, 첩약도 의료보험 급여에 포함되었다. 그리고 80개 의과대학에 한방 강좌가 있고, 한방기업들이 의사 및 약사의 한방 교육을 지원하였다.[49] 현재 일본은 동양의학회에서 인정하는 한방전문의 제도를 시행하고 있는데 한방전문의가 되기 위해서는 의사들이 동양의학회에서 연수를 받음으로써, 전통의학이 자연스럽게 체제의학으로 흡수가 되는 방향을 설정한 것이다.[50] 따라서 대다수의 의사들은 한약이나 침술을 현대의학의 보조치료수단으로 사용하고 있다.

일본에서는 한방의학이 폐지된 이후, 양의사를 중심으로 한 병용 형태의 의료를 하였기 때문에 국가 차원에서 전통의학에 관한 연구 개발 지원은 미미하다. 때문에 전통 치료법에 대한 연구는 후생노동성, 농림성 등 각 부처가 운영하고 있는 프로그램을 통해 관련 부처 중심의 개별적인 연구과제로 추진되고 있다. 구체적으로 후생노동성은 장수과학연구사업 안에 한의약 관련 과제에 대해서 연구하고 있으며, 농림성은 지자체와 공동으로 지역의 한약재 재배·생산 사업에 투자하고 있다.[51]

일본의 의사는 모든 종류의 의학을 활용할 수 있도록 규정되어 있기 때문에 전통의학적인 치료의 이용이 일정 비중을 차지하고 있다.

49) 한국한의학연구원, 앞의 논문, 2007, p.227.
50) 황중서, 앞의 논문, p.146.
51) 보건복지부, 앞의 논문, 2011, p.33.

한방전문의는 1990년에 최초로 배출되어, 2009년에는 2,755명이 있었다. 자격요건은 일본의 의사면허 소지자로 동양의학회가 정한 연수시설에서 3년 이상 한방의학 임상수련을 쌓아야 한다. 또한 한방의료시설로는 2001년 이후 의과대학부속병원에서 한방외래가 설치되었으며, 2007년에는 한방교육을 실시하는 의과대병원의 82.5퍼센트에 해당하는 66개의 대학병원에서 한방진료를 병행하였다. 대학병원과 병·의원, 일반진료소 등에서 한방진료를 하는 병원은 총 1,742개가 있다.[52]

일본의 전통의학 이용 현황은 2002년 1,000명을 대상으로 한 각각의 치료 방법에 대한 설문에 따르면 전체 76퍼센트가 보완대체의학을 1년에 적어도 1회 이상 이용하고 있다고 조사되었다. 이는 서양의학의 1년 동안 이용률 65.5퍼센트보다 더 높은 수치이다. 주로 많이 이용하고 있는 치료 방법은 영양제와 강장드링크제로서 전체의 43.1퍼센트를 차지하였고, 건강기능식품 또한 같은 수치인 43.1퍼센트, 건강관련기구가 21.5퍼센트, 약용식물이나 약국에서 판매되는 감초요법이 17.2퍼센트, 마사지나 경락지압이 14.8퍼센트, 향기요법, 카이로프랙틱, 정골요법, 침과 뜸, 동종요법 등의 순이었다.[53]

그리고 2005년에는 148개 한약처방이 건강보험 급여 대상이 되어, 900여 품목의 한약제제가 허가를 받아 시판되고 있다. 의료보험에서 급여하는 한방약제의 종류는 600종 이상으로 한방약재비의 29퍼센

52) 보건복지부, 앞의 논문, 2011, pp.31-2.
53) 김미정, 앞의 논문, p.128.

트를 차지하며, 처방에 의한 사용과 소비자의 자유로운 구입이 가능
하다.[54] 2006년에는 한약을 이용한 사람이 17.2퍼센트, 의사에 의해
한약을 처방받은 사람이 10퍼센트로 한약에 대한 수요가 적지 않은
것으로 조사되었다.[55] 또한 일본의 대표적 한방제제 생산기업인 쓰
무라제약의 한약제제 매출규모는 2009년 1조 2,605억 원이며, 일본은
민간제약기업을 통해 세계적인 한방의학 제품으로 시장을 선점하기
위해 노력하고 있다. 이처럼 일본에서는 한약제제시장이 확고한 위
치를 점유하고 있고 사기업을 중심으로 한약제제에 대한 연구가 활
발히 이루어지고 있다.

이 밖에도 일본에는 안마·마사지·지압사, 침사, 구사, 접골사 등과
같은 의료유사업자가 존재한다. 1947년에는 안마·마사지·지압사, 침
사, 구사 등에 관한 법률이 제정되었으며, 1970년에는 접골사에 관한
법률인 유도정보사법이 제정됨으로써 면허요건에 대한 자격을 후생
노동장관이 부여하고 있다. 이와 같은 의료유사업종은 정통의학과
전통의학 사이의 위치에서 하나의 의료영역으로 존재하고 있다.

이상에서 살펴본 일본의 전통의학은 다음과 같은 특징을 가지고
있다.

첫째, 일본에서는 국가차원에서 전통 민간요법이 육성되기보다는
관련 부처 중심으로 개별적인 연구과제로 추진되고 있다. 둘째, 의사

---

54) 보건복지부, 위의 논문, 2011, p.32.
55) 배선재, 〈동북아지역 WHO 전통의학 연구협력센터의 새로운 역할〉, 《동서의
    학연구소 논문집》, 2007, pp.269-70.

는 서양의학자격 취득이 우선이며 이후 모든 종류의 의학을 치료의 보조 수단으로 활용할 수 있다. 셋째, 일본에서는 대부분의 한약처방이 건강보험 급여 대상으로 국가의 지원을 받는다. 넷째, 한방치료 분야와 동일한 분야에서 일정 자격을 취득한 의료유사업자에 대한 개별법을 제정하고 있다. 아울러 일정 수준 이상의 요건을 구비한 의료항목에 대해서는 개별적으로 자격을 인정하고 있다. 종합하면 일본 대다수의 의사와 일정 자격을 취득한 의료유사업자들은 정부가 주관하는 제도에 의해 전통 한방의학을 민간요법의 형태 또는 서양 의학의 보조, 대체치료 수단으로 사용하고 있다.

3) 인도

인도의 전통 민간요법에는 수십 세기 동안 인도인들에게 삶의 지침이 되어 온 요가와 탄트라, 아유르베다가 있다. 요가는 심신 수련의 방법으로 신성, 즉 진리와의 결합을 가르친다면, 탄트라는 진리와의 궁극적인 결합을 가능하게 하는 에너지 조절에 대한 가장 직접적인 방법을 제시하는 것이고, 아유르베다는 생활의 과학이라고 볼 수 있다. 아유르베다 치료법의 절대 다수는 약초 혼합물인데 소량의 음식이나 약을 투입함으로써 유기체는 그것에 적응할 수 있고 그에 저항하는 방법을 배우게 된다. 이와 같은 치료법은 주로 면역체계를 강화하는 것을 목적으로 한다.

전통 민간요법 연구를 위해서 인도 정부는 아유르베다와 동종요법,

요가, 자연요법 진흥을 위한 각각의 독립적인 중앙연구협회를 설립하였다. 이 협회는 산하에서 약 50개의 연구기관과 200개의 단체 등 여러 전문 분야가 참여한 임상 연구와 약품 연구, 표준화, 문헌 연구, 조사 및 감독, 지방의료 개발 프로그램 등을 진행하고 있다.[56] 특히 아유르베다는 인도에서 많은 교육기관을 통해 전문가를 양성하여 실제 의료현장에서 쓰이고 있다. 인도의 전통 민간요법은 단순한 의학지식만이 아니라 다양한 생명현상을 다루고 있기 때문에 아시아에서는 지금도 가장 큰 영향력을 가진 전통의학 가운데 하나이다.

아유르베다에는 자연치유를 위한 식이요법, 허브요법, 마사지요법, 마르마요법, 아로마요법, 명상요법, 점성술요법 등이 있다.[57] 또한 아유르베다의 요법들은 체질에 따른 치료로서 세밀하고 체계적이라는 점이 강점이다.

인도에서 전통 민간요법은 기존 의학을 보완하는 측면에서 제도화되었으며 의료 분야에서 60퍼센트를 차지하는 개원의들이 비대증요법 의학 시스템의 구성원이다. 40만 명의 아유르베다 개원의들뿐

---

56) 한국한의학연구원 편, 앞의 책, 1998, p.50.
57) 식이요법은 먹는 음식이 몸과 마음에 영향을 주기 때문에 음식의 특질대로 의식의 변화를 유도한다. 허브요법은 몸의 가벼운 이상을 바로 잡고 높은 수준으로 갈 수 있는 몸을 만드는 데 적용한다. 마사지요법은 오일마사지요법으로 신체적 상태뿐만 아니라 심리적 상태를 위해서도 중요하며, 마음을 진정시키고, 가슴에 영양을 주며, 뼈와 신경을 강화시켜 준다. 마르마요법은 신체의 중요한 지점을 눌러서 치료하는 방법이다. 아로마요법은 치유절차와 명상의 효과를 증진시키기 위해 향기를 이용하는 것으로, 향꽃·에센스·정유의 사용을 포함한다. 명상요법은 삶과 지성의 근원인 진정한 참나가 의식과 접촉할 수 있는 방법이다(정미숙, 〈초월영성상담의 과정과 기법에 대한 접근 : 아유르베다를 중심으로〉, 《상담학연구》 13권, 2012, p.26).

아니라 17만 명의 동종요법 치료자들이 있기 때문에 인도에는 대략 50만 명의 아유르베다 의사들이 있는 것으로 추정된다.

전통의학으로서 민간요법의 발전 현황은 제한된 천연생산품 시장에서 시작하여, 1990년대의 연간 성장 추세는 20퍼센트에 이르렀다.[58] 천연생산품은 아유르베다 의학에 기초하고 있으나 전통적인 방식의 보급보다는 시장성이 있는 약초와 처방에 대한 과학적인 연구의 결과물이다. 그래서 특효가 있는 성분들을 찾아내는 데 초점을 맞춤으로써 천연생산품은 세계적으로 수요가 늘어날 것을 예상하고 있다.

종합하면 인도의 전통 민간요법은 다음과 같은 특징을 가지고 있다.

첫째, 인도인들에게 전통 민간요법이었던 요가와 탄트라, 아유르베다는 심신을 동시에 치료하며 체질에 맞추어 면역체계를 강화하는 치료 방법이다. 둘째, 기존 서양의학의 보완대체의학으로서 전통 민간요법의 아유르베다 개원의들과 동종요법 치료자들이 제도적으로 보호받으며 공존한다. 셋째, 아유르베다에 대한 과학적 연구와 상품의 생산으로 세계적인 수요가 늘어나고 있다. 이처럼 인도는 제도권에서 자국의 전통 치료법을 보호하고 있으며, 특히 아유르베다가 비교적 저렴하고 민간의 건강관리 분야에서 제공될 기회가 많기 때문에 수출시장을 넓혀 나가기 위해 노력하고 있다.

---

58) 한국한의학연구원, 앞의 논문, 2007, pp.181-3.

4) 북한

북한의 의료체계는 민간요법을 활용한 전통의학과 한의학, 서양의 학이 병존하는 형태이다. 1980년 4월에 채택된 〈공중위생법〉의 15절 에 따라, 의료시설에서 전통의학 치료법과 서양의학 진단법을 결합하 는 일을 국가가 주관하고 있다. 또한 의료시설과 의료 연구센터들은 〈공중위생법〉 29절에 근거하여 전통의학의 체계적인 이론과 민속 치 료법을 효과적으로 검증하기 위한 과학적인 기반을 마련하고 있다.

1998년 1월에는 〈인민보건법〉을 보완하기 위하여 〈의료법〉을 제 정하였으며, 2000년에 수정된 법률 제7조에서도 '고려의학을 적극 받 아들이는 것은 의료사업을 높은 단계에 올려 세우기 위한 중용 방도 이다. 국가는 고려의학과 현대의학을 옳게 배합하여 발전시키고 치 료사업에 고려치료 방법을 효과적으로 적용하도록 한다'는 원칙을 제시하였다. 또한 제31조에서는 '해당 의료기관은 고려약요법, 침요 법, 뜸요법, 부항요법과 같은 고려의학적 방법과 약수, 온천 감탕(甘 湯)과 같은 자연인자를 환자치료에 널리 받아들여야 한다'는 다양한 고려의학적 치료 방법을 수용하도록 하였다.[59]

전통의학에 대한 제도는 〈공중위생법〉 36절에서 '국가가 전통의약 을 생산하는 센터들을 합병하고 시설, 사업, 기관 및 약용 식물을 재 배·수집하기 위해서 국민 개개인을 교육시켜야 한다'고 규정하고 있

---

59) 한창현, 〈북한 전통의학의 시대적 발전과정 및 의료체계〉, 《한국한의학연구원 논문집》, 2007, p.42.

다. 또한 전통의약의 생산과 관련된 시설들은 국가적인 차원에서 자원을 보호하고 발전시키며, 합리적인 방식으로 이들 자원을 개척해야 한다고 규정하고 있다. 그러나 주로 사용되는 치료법은 침뜸과 수법치료, 민간요법이며, 이를 중심으로 의학이 발전해 왔다.

북한은 민간요법 시행의 측면에서《민간의전》,《토법의 임상응용》이라는 책을 발간하였다.《민간의전》은 여러 증상과 질병에 맞는 식사, 약물, 뜸, 부항, 찜질, 안마, 자극, 운동, 자연기후 인자 등으로 손쉽게 병을 예방하고 치료할 수 있는 민간요법의 자료들을 수집·정리한 것이다.《토법의 임상응용》은 민간에서 오랫동안 쓰이고 있는 간단한 치료법인 토법을 정리한 책으로 임상에 관한 그림과 함께 치료방법이 상세히 설명되어 있으며, 북한 용어를 사용하였기 때문에 북한 민간요법의 특징을 알 수 있다. 이는 과학적으로 입증된 민간요법을 수록한 북한 민간요법의 대표적인 연구 결과물이다.[60]

전통의학의 이용 현황은 1차 진료에서 고려의학을 사용하며, 치료가 되지 않았을 경우에는 서양의학의 치료기관으로 이송시키는 유일한 의료체계를 갖추고 있다. 전통의학이 1차 진료에서 사용되는 비율이 70퍼센트에 도달한다는 보고가 있으며, 향후 80퍼센트까지 끌어올리겠다는 계획을 가지고 있다.[61]

이상에서 살펴본 북한의 민간요법은 다음과 같은 특징을 가지고 있다.

---

60) 최선미, 앞의 논문, p.90.
61) 한국한의학연구원 편, 앞의 책, 1998, p.32.

첫째, 국가가 과학적으로 규명한 민간요법 및 전통의학 치료법과 서양의학 진단법을 결합하는 일을 주관하고 있다. 둘째, 전통의학의 자원을 재배하고 수집하기 위해서는 국민 개개인을 교육시켜야 한다고 규정하고 있다. 셋째, 자국의 전통의학을 1차 진료에 사용하고 있으며, 치료가 되지 않을 경우에는 서양의학으로 이송시키는 유일한 의료체계를 갖추고 있다. 이는 북한의 폐쇄적인 정치·경제 구조에서 서양의학의 진료시설이나 의약품이 부족한 것에 기인한 의료체계이다.

북한의 민간요법 및 전통의학은 오랜 역사적 과정을 거쳐 이룩된 경험의학으로서 자기의 고유한 이론체계를 가지고 발전하여온 귀중한 문화유산이며, 우리 민족의 생활습성과 신체구조에 알맞게 연구되어 발전한 우리 민족의학이다.

3. 외국의 민간요법 활용 사례의 시사점

1) 의료적 측면의 시사점

세계 여러 나라의 의료는 주로 서양의학적인 의료체계 위주이며, 보완대체의학이나 전통적 민간요법 치료는 서양의학의 보완적 치료수단이거나 지역·가정에서 건강관리 위주로 활용되고 있다. 그러나 대부분의 국가는 이러한 보완대체의학과 민간요법을 공공의료체계의 하나로서 관리하며 치료 방법 및 과학적 검증에 힘을 기울이고 있다. 여러 나라들은 그 나라가 가진 의료시스템의 상황에 따라 다양한 형태로 전통적 민간요법을 활용하고 있다.

보완대체의학이나 전통적인 치료는 국가 보건의료법상 법률적인 뒷받침이 되어 있는 국가, 전통의를 양성하는 전문교육기관이 있는 국가, 전통의학 연구기관을 국가에서 운영하는 곳, 서양의학과의 첨예한 마찰을 일으키는 국가 등 국가별로 다르다. 중국을 제외한 중의학의 침구는 대부분 보완대체의학의 한 부분으로 시행되고 있으며, 이외에 마사지 요법이나 정골요법, 약초요법, 아로마요법 등이 가벼운 통증부터 만성질환까지 질병치료에 사용되고 있다.

민간요법과 보완대체의학적인 치료는 각각의 나라마다 차이는 있으나, 대부분의 나라에서 실제 질병치료와 질병의 예방 차원에서 보완대체의학적 치료가 꾸준히 이용되고 있다. 이들 나라의 보완대체의학은 현대의학적 치료의 한계를 보완하는 역할을 할 뿐만 아니라 티벳, 중국, 인도 등 동양 국가에서는 현대의 서양의학을 압도하고 있는 비중으로 실병을 치료하고 있다.

이처럼 세계의 여러 나라에서 중점적으로 보호·육성되는 각 나라의 민간요법은 자국의 민간요법 및 중의학적 민간요법으로 나뉘고 있다. 자국에서 치료효과가 높은 민간요법들이나 자체적으로 보완·발전된 중의학적 민간요법 등 보완대체의학의 치료법들이 다시 우리나라에 역수입된다면 현재 우리나라의 현대의학에 큰 영향을 미칠 것이다. 따라서 현재 우리나라의 비제도권에 머무는 민간요법 및 전

통적인 치료법의 풍부한 의료적 자원의 가치에 눈을 돌려 연구 개발
과 보호·육성이 시급한 실정이다.

2) 경제적 측면의 시사점

세계 여러 나라에서는 고부가가치 창출을 위해 보완대체의학과
전통적인 치료법을 적용하고 있다. 그 결과 미국의 경우, 보완대체의
학적 치료 방법의 수요 증가로 시장 규모는 2012년에 566억 달러로
성장하고 있으며, 캐나다의 보완대체의학 시장규모는, 보완대체의학
상품으로 판매되는 천연 건강제품의 다양한 유통경로가 시장의 성장
에 기여하여 2012년에는 104억 달러로 지속적으로 성장하고 있다.

유럽의 경우, 독일에서는 의사협회에 가입되어 있는 의료진의 75
퍼센트가 보완대체의학을 사용하는 등 일상적인 진료에 편입되어 보
완대체의학의 시장을 형성하고 있다. 프랑스의 보완대체의학 약품인
식물 약초는 2006년 유럽의 약초시장에서 전체의 21퍼센트에 달하는
비중을 차지하고 있다.

아시아의 경우, 중국의 중의약 관련 수출은 2009년 14억 6,000만
달러로 매년 증가하였으며 전체 의약품 시장에서 25퍼센트를 점유하
고 있다. 일본의 한방제제 생산시장도 매우 넓어 대표적 기업인 쯔
무라제약의 매출 규모는 2009년 1조 2,605억 원이며, 민간제약기업을
통해 세계 시장을 선점하기 위해 노력하고 있다.

이와 같이 보완대체의학이나 전통적인 민간요법에 관한 체계가

발달되어 있는 나라들은 보완대체의학을 국가경제의 한 분야인 건강
관리산업으로 발전시켜 자국의 경제성장에 대한 동력으로 활용하고
있다. 국가가 주도하여 민간요법과 보완대체의학 등의 건강상품을
개발하고 이를 관광자원과 연계시킴으로써 의료 분야에서 고부가가
치를 창출하고 있다.

예를 들어 헝가리 국민들에게 온천은 수천 년을 함께해 온 보완대
체의학으로서, 치료목적으로 이용하는 온천욕은 건강보험의 적용을
받고 있다. 또한 온천과 온천에 관한 민간요법을 관광산업으로 연계
하여 관광객들이 관광의 목적보다는 치유와 휴식의 목적으로 헝가리
를 찾고 있다. 이처럼 세계 여러 나라에서는 보완대체의학과 전통적
인 민간요법이 가진 현대의학의 한계성을 극복하는 치료효과를 널리
홍보하고, 이에 따라 세계적으로 형성된 의료시장에서 경제적 고부가
가치를 창출하고 있으며, 이를 확대하기 위해 더욱 노력하고 있다. 보
완대체의학이 세계 경제산업 분야의 새로운 선진 패러다임으로 자리
잡고 있다. 따라서 국내에서도 민간요법에 대한 연구와 개발을 통해
국가 주도로 우리나라의 뛰어난 민간요법을 세계시장에 진출시킴으
로써 국가 경쟁력을 높이는 경제산업의 한 분야로 육성해야 한다.

3) 제도적 측면의 시사점

우선 현대의학의 의료체계에서 일어난 중요한 변화는, 의사가 보
완대체의학이나 전통적인 치료법으로 시술하더라도 의사면허를 박

탈당하지 않도록 보장하는 법안이 통과된 나라가 많다는 것이다. 최
근 세계 여러 나라에서는 국가의료보험으로 보완대체의학이나 전통
적인 치료법에 대해 치료비를 지급하는 법안이 통과되었거나 계류
중이다. 그리고 보완대체의학이나 전통적인 민간요법에 대해서도 보
험금을 지불하는 민간보험회사들이 늘고 있다. 세계 여러 나라에서
는 보완대체의학이나 전통적인 치료법의 뛰어난 임상효과를 경험하
고 이를 제도적으로 보호·육성하며, 국민들은 의료에 대한 주체적
선택을 통해 보완대체의학이나 민간요법을 활용하고 있다.

　미국의 경우, 보완대체의학 제도는 주별로 차이는 있으나 이미 많
은 주에서 보완대체의학의 시술권을 보장하는 법안이 통과되었고,
보완대체의학에 대한 교육과 시험을 바탕으로 각각의 자격증을 부여
하고 있다. 또한 의료보험 회사의 67퍼센트가 보완대체의학적 치료
에 치료비를 지불하도록 하는 법적인 제도가 마련되어 있다. 캐나다
에서는 이미 많은 주에서 보완대체의학 제도 법안이 통과되어 기존
서양의학과 비슷한 법적 지위가 부여된다.

　유럽의 경우, 독일의 보완대체의학 제도는 의사와 민간의술사에게
보완대체의학적 치료행위를 법률로 허용함으로써 보완대체의학적
치료법을 적극 활용하고 있다. 영국에서는 의사들의 보완대체의학적
의료행위가 법적으로 허용되고 있으며, 의료보험에서 여러 종류의
보완대체의학에 대한 치료비를 지급하고 있다. 프랑스는 약초와 관
련된 사업을 국가적인 산업의 하나로 인식하고 있고, 의사의 보완대
체의학적 치료행위에도 사회보험이나 개인보험에서 비용을 지급하

고 있다. 헝가리에서는 의사의 처방전이 있으면 온천을 무료로 이용
할 수 있다.

아시아의 경우, 중국 티베트에는 장의사 자격 조건이 학력과 사승
전승관계가 인정되어야 하며, 민간요법을 시행하는 민족의는 사승방
식으로 전통 민간의학을 만 3년 이상 학습하거나 여러 해 동안 특별
한 기술을 전승받아야 한다. 중국의 중의학은 전국적으로 이미 완전
한 체계를 갖추었으며, 지역의료와 농촌의료기관은 기본적으로 중의
학 서비스를 제공할 수 있다. 일본에서는 서양 의사면허를 취득해야
한방의학이나 민간요법적 치료행위를 시행할 수 있다. 이외에도 한
방 치료 및 민간요법적 치료행위는 안마·마사지·지압사, 침사, 구사,
접골사 등과 같은 의료유사업자 자격을 갖추어야 가능하다. 인도에
서 전통의학은 현대의학을 보완하는 측면에서 제도화하였으며 의료
분야에서 60퍼센트를 차지하는 민간요법의 개원의들이 비대증요법
의학 시스템을 사용하고 있다.

위에서 살펴본 바와 같이 세계 민간요법의 제도적 보호는 나라마
다 다양하다. 유럽에서는 전통 민간요법이 기존의 보건의료와 통합된
'보완대체의학'의 형태가 있다. 다음으로는 전통 민간요법이 기본 보
건의료에 포함되지는 못하였지만, 정부가 민간요법의 역할을 인정하
고 지원하는 형태가 있다. 이와 같은 나라에서는 지역사회와 개인의
치료 차원에서 질병에 따른 사용을 권장하고 있으며, 효과가 입증된
전통 민간요법을 기존의 보건의료로 편입시키기 위한 노력을 하고 있
다. 다음으로 일본과 같이 정부가 공식적으로 민간요법의 잠재적 역

할을 인정하지만, 제도적으로 전통적 민간요법과 관련된 공식적이고 조직적인 활동은 존재하지 않는 형태가 있다. 마지막으로 우리나라의 경우처럼 현존하는 민간요법의 잠재적 역할을 완전히 무시하고 제도권의 서양의학과 한의학의 치료만을 인정하는 형태가 있다.

보완대체의학과 전통 민간요법이 발달하고 있는 미국이나 유럽, 인도뿐만 아니라 그 외의 많은 국가에서는 기존의 서양의학에 대한 문제점을 인식하고 오래전부터 보건의료제도를 보완하여 왔다. 세계 여러 나라에서는 국가의 제도적 보호 아래 국민들이 보완대체의학이나 전통적인 민간요법을 자유롭게 선택하여 환자의 증상에 맞는 다양한 의료혜택을 누리고 있다. 그러나 우리나라는 보완대체의학이나 전통적인 치료법에 대한 학술적 가치, 임상효과 등에 대한 연구도 미비할 뿐더러 이를 보호하고 육성하는 법안이나, 국민이 안전하게 사용할 수 있도록 하는 제도적 장치도 없는 실정이다. 현재 우리나라의 민간요법은 그 잠재적인 의료 자원의 가치, 경제산업적 가치가 외면당하고 비제도권에서 암암리에 행하여지는 실정이다.

만약 전 세계적으로 민간요법 산업 활성화로 일반인들에 의해 민간요법이 상용화한다면 기존의 우리나라 의료는 도리어 비싼 비용을 지불하면서 이를 역수입할 수밖에 없을 것이다. 그러므로 이제는 우리 고유의 민간요법을 방관하거나 배척하는 태도를 지양하고, 보완대체의학과 전통의학이 활성화되어 있는 나라들의 보건의료제도를 참고하여 세계적인 의료환경에 맞게 시급히 제도를 개선해야 한다.

제7장 민간요법의 활성화 방안

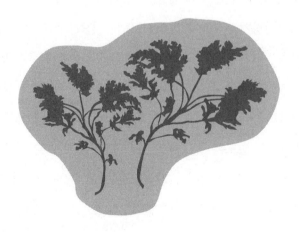

1. 보완대체의학으로서 민간요법의 제도화

우리나라에서는 현재 소득 수준의 증가와 의료기술의 발달로 생활 건강에 대한 관심이 점차 높아지고 있다. 이에 따라 국민이 의료기관을 이용하는 빈도가 지속적으로 증가하고 있으며, 동시에 민간요법에 관련된 식품이나 건강기능식품 이용도 함께 증가하고 있다. 주된 질환으로 대학병원에서 치료를 받는 1,434명의 환자를 대상으로 조사한 결과, 이들 가운데 26.6퍼센트가 대학병원의 처방 이외에 따로 약이나 건강식품, 한약 등을 복용하며, 이 가운데 민간요법이 39.6퍼센트, 건강기능식품이 29.9퍼센트인 것으로 나타났다.[1]

민간요법은 이처럼 대중적으로 이용되지만, 여전히 우리의 의료체계에서 민간요법적인 치료는 무면허 의료행위에 속한다. 현행 의료법 제27조 제1항에는 면허를 받은 의료인이 그 면허에 해당하는 의료행위만 할 수 있도록 규정하고 있으며, 이를 위반할 경우 제87조에 따라 5년 이하의 징역이나 2천만 원 이하의 벌금에 처해진다.

또한 보건범죄단속에 관한 특별조치법에는 이를 영리목적 또는

---

[1] 유태우·김병익·김진봉 외, 〈독성 간손상 관련 한국인의 약물복용 실태와 건강비용 조사〉, 《대한간학회지》 제13권, 2007, pp.34~43.

주업으로 하는 경우, 무기 또는 2년 이상의 징역에 처하며 100만 원 이상 1천만 원 이하의 벌금을 부과한다고 규정하고 있다. 게다가 헌법재판소의 판시는 의료인이 아닌 자의 의료행위를 규제하고 있는데, 사람의 생명, 신체나 공중위생에 대하여 현실적, 구체적 위해를 가하는 것이 아니더라도 그러한 위해를 발생시킬 우려가 있으면 그 자체를 규제의 대상으로 본다고 명시하고 있다. 따라서 현재 우리나라의 의료제도에서는 아무리 뛰어난 의료기술과 지식이 활용되더라도 민간요법적인 치료행위는 무면허 의료행위로 간주되어 처벌받을 수 있다.

의료행위는 사람의 생명과 신체를 다루는 일이므로 그 피해와 부작용은 회복하기 어렵다. 헌법 제10조는 사람의 신체와 생명을 인간의 존엄·가치의 근본으로 규정하기 때문에 의료행위에 대한 규제는 바로 인간의 존엄과 가치를 보장하는 국가의 헌법적 의무이다. 만일 의사가 아닌 사이비 의료인을 국가가 방치하면 국민의 생명, 신체나 공중위생에 위해를 가할 수 있다. 또한 무면허 의료행위로 환자가 사망하거나 질병이 악화된 경우에만 처벌한다면, 무면허 의료행위는 근절되지 않을 것이고 국가의료제도의 기초까지도 무너질 수 있다.[2] 그러므로 무면허 의료행위는 반드시 규제할 필요가 있다.

의료법 제25조 제1항에는 신체와 생명에 대한 위해를 방지하기 위하여 의사가 아닌 자의 의료행위를 규제하고 있다. 이른바 무면허 의료인의 치료가 정신적, 육체적인 통증을 완화시켜 주는 정도의 수

---

2) 헌법재판소 1996. 10. 31. 94헌가7.

준을 넘어서 생명이나 신체 또는 공중위생의 위해라는 중대한 부작용을 발생시킬 소지가 크기 때문이다.3) 또한 의료법을 통해 의과대학에서 기초의학부터 시작하여 체계적으로 의학을 공부하고 상당기간 임상실습을 한 후 국가적 검증시험을 거친 사람에 한하여 의료행위를 하게 한다. 그러한 과정을 거치지 않은 사람은 의료를 행하지 못하게 함으로써 사람의 생명, 신체나 공중위생에 대하여 위해를 발생시킬 우려가 있는 의료행위 자체를 미리 차단하고 있다. 이것이 의료에 관한 법률조항의 취지이다.

법적으로 규정된 의료행위란 의료·조산·간호 등의 의료인이 의료기술을 시행하는 것이다. 이에 해당되는 구성원들은 면허가 있어도 자신의 면허에 해당하는 의료행위 이외의 치료행위는 의료법을 위반한 것에 해당한다. 이에 따라 대법원은 비의료인에 의한 치료행위를 무면허 의료행위로 간주하여 일괄적인 처벌 대상으로 보았는데, 전통의학적 민간요법의 경우가 주로 여기에 해당한다. 구체적으로 비의료인이 체침을 시술한 경우와4) 질병의 치료를 위해 벌침·쑥뜸 등의 시술을 한 경우,5) 양손으로 환부를 눌러 삐뚤어진 뼈를 교정한 경우,6) 체육관에 척추 교정실을 설치하고 디스크 환자 등을 치료한 경우,7) 활기도 운동이라는 명목 아래 척추디스크 등 환자들의 통증

---

3) 대법원 2002.5.10. 선고 2000도2807 판결, 대법원 2002.9.27. 선고 2002도1684 판결, 서울고등법원 2006.06.30. 선고 2005누1758 판결.
4) 대법원 1986.10.28. 선고, 86도1842 판결.
5) 대법원 1992.10.13. 선고, 92도1892 판결.
6) 대법원 1987.5.12. 선고, 86도2270 판결.
7) 대법원 1987.4.28. 선고, 87도286 판결.

부위를 교정하는 시술을 반복한 경우,[8] 안마사가 안마사 교육과정 중 자극요법과는 구별되는 침술 의료행위를 치료의 목적으로 시술한 경우,[9] 시각장애인과 안마사가 의료행위로서 침술행위를 시술하는 경우[10] 등이 무면허 의료의 처벌 대상이다.

전통의학적 민간요법사는 과거에 의료유사업자로 지정되었고, 접골사·침사·구사 등은 과거에 각각의 해당 면허가 있어 공식적으로 환자의 질병을 치료하였지만, 현재에는 한의사만이 이러한 의료행위를 할 수 있다. 또한 접골사·침사·구사 등 종전의 자격증 소지자들은 〈의료법〉 제81조에 의해 고유의 의료유사행위만을 할 수 있으며, 그 범위 외의 치료는 금지되어 있다. 예를 들어, 구술업 면허자가 타인의 질환을 진단하고 면허받은 범위를 벗어나 별도로 약품의 투여를 지시한 경우, 침술업 면허자가 질병을 진단하고 그것에 상응하는 투약을 한 경우 모두 무면허의료행위로 처벌한 판례가 있다.[11]

현재 우리의 의료체계에서 민간요법적인 치료행위는 효험의 유무에 관계없이 형사처벌의 대상이 될 수 있다. 그러나 〈의료법〉 제81조에 따르면 침구사는 현재의 의료법이 시행되기 전에 자격을 인정받은 자로서 뛰어난 침구치료능력을 보유한 자에게만 발급되는 면허였다. 그러나 침구행위가 불법으로 제재되었기 때문에 침구능력을 전수받은 제자들은 자신의 능력을 펼치지 못함은 물론 봉사활동이나

---

8) 대법원 1987.11.24. 선고, 87도1942 판결.
9) 대법원 1992.9.8. 선고, 92도1221 판결.
10) 대법원 1996.7.30. 선고, 94도1297 판결.
11) 윤석정, 〈의료법상의 무면허의료행위〉, 대검찰청, 1978, pp.216-7.

가족, 자신의 건강을 위해서만 치료능력을 사용하고 있다.

체계적인 의료지식 취득이 없는 무면허 치료에 대해서 제재를 가하는 것은 현행 제도적 의료체제의 안정화에 도움이 된다. 그러나 검증된 치료 방법을 도제식으로 전수하여 경험적으로 실제 효과가 입증된 뛰어난 치료 방법이나 치료인을 의료법 개정으로 사라지게 하는 것은 민간요법이나 한의학의 발전을 가로막는 일이다. 국가는 민간요법적 치료 수요가 증가하고 있는 현 상황을 고려하여 국민 건강을 위해 필요가 있다면 제도를 적극적으로 변경해야 할 의무가 있다.

헌법 제36조 3항에는 "모든 국민은 보건에 관하여 국가의 보호를 받는다"라고 규정하고 있다. 이 조항은 국가가 국민의 보건을 위한 정책을 수립하고 시행해야 한다는 의미를 내포한다. 그러므로 국가는 의료유사행위 또는 민간요법적 치료행위를 연구와 검증을 통해 의료행위에 포함하거나, 새로운 의료면허제도를 도입함으로써 국민이 효과적으로 이용할 수 있는 방안을 마련해야 할 것이다.

2. 민간요법의 지식재산권화와 경제화

권리란 사회와 개인의 생활이익 또는 가치를 향유할 수 있도록 법률상으로 부여받고 보호되는 힘이다. 여기서 사회와 개인의 생활이 익은 사회생활을 영위하는 데 필요한 가치 있는 것으로서 의미를 갖는다. 이는 물질적·경제적 내용을 가진 재산적 이익뿐만 아니라 생명·신체·자유·명예·일조권·환경권·무체재산권 등과 같은 비재산적 이익도 포함한다.[12]

현행 의료법은 민간요법에 대한 보호의 방침이 전무하다. 만약 국가가 민간요법을 제도적으로 보호하려 한다면, 개인이 보유한 특정 기술로서 민간요법을 신체와 생명에 대한 개인의 재산권 영역의 법령에 적용할 수 있을 것이다. 민간요법은 우리 고유의 전통적 지식으로서 이러한 국내의 제도적 보호는 민간요법의 세계적 진출의 기반이 될 수 있기 때문이다.

1) 전통적 지식과 지식재산권

(1) 지식재산권의 의의

현재 국내의 민간요법은 어떠한 의료적 지위도 박탈당한 상태이며 제도적인 보호를 전혀 받지 못하고 있다. 따라서 민간요법에 대한 법적 근거와 보호는 전 세계적으로 전통적 민간지식에 부여하는 지식재산권의 측면에서 고려할 만하다.

지식재산권이란 새로운 지식 창작물의 보호를 위한 제도이다. 지

---

12) 이동훈·이창배, 《지식재산권법》, 동방문화사, 2010, p.7.

식재산권은 광의적 의미와 협의적 의미로 나누어 생각할 수 있다. 전자의 경우는 지식재산에 관한 권리를 뜻하는 것이므로, 성문법상의 특허권이나 저작권 또는 상표권뿐만 아니라 계약이나 불법행위, 부당이득의 법리에 의해서 지식재산을 보호받을 수 있는 권리를 모두 포함하는 개념이다. 그러나 후자는 지식재산을 일정 기간 동안 보호하기 위하여 특별법이나 저작권법 또는 상표법 등의 성문법에 의해서 부여된 권리, 즉 지식재산을 일정 기간 동안 배타적으로 사용·수익·처리할 수 있는 권리를 말한다. 따라서 협의적 의미의 지식재산권에는 성문법상의 제약이 수반되는데, 예를 들면 특허권은 신규성과 진보성 등 엄격한 요건을 갖춘 아이디어에 한해서 부여되고, 저작권은 아이디어의 창작적 표현에 한해서 그 효력이 미치며, 상표권은 식별력을 갖춘 표장에 한해서 부여된 권리를 말한다.13)

지식재산권과 관련된 법조항들을 살펴보면, 헌법에서는 "저작자·발명가·과학기술자와 예술가의 권리는 법률로써 보호한다"14)고 하여 그들의 저작물에 대해 하나의 권리로 규정하고 있는데, 여기에 '민간요법사'에 대한 항목이 추가가 가능하다. 또 "국가는 과학기술의 혁신과 정보 및 인력의 개발을 통하여 국민경제 발전에 노력하여야 한다"15)고 명시되어 있다. 그러므로 민간요법사의 기술이나 지식, 기능, 상품과 관련하여 특허권, 실용신안권, 디자인권이나 저작권 등 지식창작에 관한 권리 등의 지식재산권이 적용될 수 있으며 이는 헌법에

13) 정상조, 《지적재산권법》, 홍문사, 2004, p.6.
14) 헌법 제22조 제2항.
15) 헌법 제127조 제1항.

기초한다.

민법은 사법의 일반법으로서 특별법인 지식재산권법의 기초가 되며, 지식재산권법에 없는 부분에 대해서는 민법을 보충하여 적용한다. 만약 민간요법에 법이 적용된다면 특허권, 권리에 대한 금지청구, 예방청구, 손해배상 청구 등이 적용될 수 있다. 특허권은 배타적 절대권으로 구성되어 있고, 권리침해에 대한 금지청구권, 예방청구권, 손해배상청구권 등이 인정되는 것은 민법의 물권법체계나 불법행위법체계를 따른 것이다. 다만 지식재산권에는 점유라는 것이 없으므로 점유에 기초한 법리는 지식재산권에 적용되지 않는다.16)

우리나라의 경우, 천연자원이 부족하고 영토가 좁아 가공무역을 중심으로 경제성장을 이룩하였다. 당시에는 유체물인 상품을 중시하였으므로 지식재산권이란 용어가 일반인에게 생소할 수밖에 없었다. 그러나 1980년대에 급속한 경제성장에 힘입어 우리 상품이 해외로 진출하기 시작하면서 지식재산권이라는 용어는 거의 매일 매스컴에 등장할 만큼 중요하게 인식되었다.17) 당시 국내에는 지식재산권에 대한 인식이 저조하여 불법 복제, 표절 등 무단 도용이 일반적이었지만, 해외에서는 전통적 지식이나 개인이 개발한 창작 지식을 무단으로 도용하는 것이 지식의 경제적 이익을 빼앗는 것으로 보았기 때문에 이를 제도적으로 강력하게 보호하였다. 이러한 지식재산권에 대한 인식이 국내에 영향을 미쳐 현재에는 이에 대한 제도적 보호나

---

16) 이승훈·박강익·홍기갑, 《지식재산권론》, 法文社, 2009, p.7.
17) 윤선희, 《지적재산권법》, 세창출판사, 2007, p.19.

일반적인 인식이 꽤 높은 편이다.

그러므로 민간요법의 전통적 지식이 국내의 지식재산권으로 적용되기 위해서는 우리가 보유한 전통적 지식자원의 범주와 대상을 명백히 하여야 하며, 우리 고유의 자원에 대한 특성과 국제논의에 부합하는 전통적 지식의 개념을 정의해야 할 것이다.

민간요법은 의학체계 내의 치료행위가 아닌 민간에서 오랜 시간 동안 축적된 경험적 지식에 근거하여 일정한 치료효과를 내는 민속적인 치료행위이자 민간지식으로 세대를 거듭하여 전승되어 온 일종의 의료민속이다. 이러한 내용을 정리한 의료민속 저서들에는 오랜 세월 한 민족의 의료생활 양식 전반과 관련된 관습, 신앙, 풍속, 기술, 전승 등에 관한 경험적 지식이 종합적이고 체계적으로 기술되어 있다. 의료생활 양식에는 질병에 대한 관념과 속담·격언·금기어·약성가(藥性歌) 등이 포함되고, 치료와 예방행위로서 약물요법·물리요법·주술요법과 세시풍속, 오락, 의례 등이 포괄되어 있어[18) 관련된 내용들은 지식재산권으로 보호될 수 있다.

또한 가전이나 비방의 형태, 부분적인 의서로 편찬된 전통적인 민간요법은 산업적 측면에서 막대한 이익을 창출할 수 있는 재원이 되기 때문에 지식재산의 권리가 발생한다. 그러므로 이러한 지식재산권 제도를 민간요법과 민간요법사의 보호에 적극적으로 적용하여 민간요법의 의료와 정보 이용을 촉진할 수 있도록 제도화함으로써 궁

---

18) 한지원, 《조선총독부 의료민속지를 통해 본 위생풍속 연구》, 민속원, 2013, pp.20-1.

극적으로 문화 또는 산업발전이라는 목적을 추구할 수 있다. 어떠한 분야에서든지 창작자 보호와 이용 촉진을 양 축으로 정보의 확대재생산을 도모하여 문화와 산업발전을 추구하는 것이 지식재산권제도의 근본 취지이기 때문이다.[19)

현재 민간요법은 자연경험적 치료에 대한 대표적인 지식재산권으로서 우리 고유의 독특한 이론체계를 가지고 있는 전통적 치료지식이지만, 아직 지식재산권의 범위에는 포함되지 않고 있다. 반면에 민간요법과 같은 전통적 지식자원에 대한 중요성은 국가 간의 세계무역 추세에서 날로 확대되어 가고 있다. 현재 세계 여러 나라에서는 전통적 지식자원을 새로운 경제적 자원으로 인식하고 이를 보전하여 경제성장 동력으로 활용하기 위해 노력하고 있다. 그래서 지식재산권 분쟁이 점차 치열해지고 있는 상황이며 지식재산권 침탈을 막기 위한 제도적 장치와 국제규범이 활발히 논의되고 있다.

(2) 지식재산권의 세계적 동향

세계 여러 나라는 자국의 전통적 지식을 새로운 경제적 자원으로 인식하고 있으며, 이를 보호하기 위해 국제 논의에 적극적으로 참여하고 있다. 이는 국내 전통적 지식을 국제 지식재산권 제도의 범주에서 보호하기 위함이다.

현재 여러 나라가 보유하고 있는 자국의 전통적 지식은 특허화한

---

19) 이승훈·박강익·홍기갑, 앞의 책, p.13.

곳도 있지만, 대부분은 비특허인 상태로 규범적으로 문헌화 과정에 있는 상태이다. 국제적 특허를 위한 과정에서 각국의 전통적 지식이 국제적인 지식재산권 제도의 범주에 포함되기 위해서는 기본적으로 국제적인 규율에 대해 전통적 지식자원의 기술요소와 소유권을 확인할 수 있는 선행 자료가 정리되어야 한다. 또한 국제적인 소유권을 인정받기 위해서 각국은 전통적 지식에 대한 검증 시스템을 확립해야 한다.

세계 여러 나라 전통적 지식의 보호에 대한 노력은 1993년부터이며, 세계무역기구에서는 지식재산권을 '집단적 지식재산권' 개념으로 발전시켰다. 이 개념은 지역 공동체의 허가 없이는 다국적 기업들이 지역의 지식이나 자원을 이용할 수 없도록 하면서 그 권리를 지역 공동체에 부여하는 것이다. 집단적 지식재산권에 대한 적극적인 주장은 민간요법의 약초와 같은 식물 유전자원을 보호하고 개량하는 농민의 역할에 중심을 두는 독자적인 보호체계를 규정하는 계기를 마련하였다.

기본적으로 세계 여러 나라의 입장은 전통적 지식을 보호해야 한다는 점에서는 동의하나, 구체적인 방법에 대해서는 자국의 이해관계에 따라 상이한 입장을 보이고 있다. 예를 들면 생물자원이 풍부한 반면에 기술력이 상대적으로 취약한 인도·콜롬비아브라질 등의 개발도상국들은 전통적 지식의 보호를 강력히 주장하며 구속력 있는 독자적 제도로서 적극적인 보호법의 도입을 주장한다. 한편 미국과 일본 등의 선진국들은 기존의 지식재산권 틀을 벗어나지 않는 범위

내에서 보호하는 방어적 보호법의 입장을 표명하고 있다.[20]

이처럼 지식재산권에 대한 입장이 상이한 이유는 경제적 정보가 엄청난 고부가가치를 낳는 정보화시대에 산업경쟁력으로 연결되어 정보 창작이 개인은 물론 국가의 부를 결정짓기 때문이다. 일정 정보를 재산권의 대상으로 삼아 그 창작자에게 독점·배타적인 권리를 부여하는 지식재산권 제도로 정보의 창작자는 법적인 보호를 받고, 양질의 정보가 확대·재생산됨으로써 국가의 경제적 자원이 된다. 그러한 점에서 지식재산권은 정보가 재산으로 변화하는 결정적인 역할을 수행하며, 정보재산의 기본권으로 자리한다.

각 나라의 '전통적 지식'은 전통에 기반을 둔 산업적·과학적·문학적·예술적 분야에서 지식활동의 결과로 생성된 기술 또는 창조물에 내재하는 지식체계이다. 전통적 지식은 특정 지역 또는 특정 집단을 배경으로 형성되어 변화하는 환경에 끊임없이 진화하며 세대 간에 전승되어 오는 것으로서, 그 형태는 전통적 지식체계를 내포하고 있는 유·무형의 전통문화 표현물과 동식물, 해양자원 등의 유전자원을 망라한다.[21] 예컨대 환자를 치료하기 위해 주변에서 채취한 식물을 약재로 이용하면서 주술적 방법을 활용하는 경우에는 전통지식·유전자원·민속자료를 모두 포괄한다.[22] 이와 같이 전통적 지식에 대한 정의는 우리가 보유하고 있는 민간요법의 전통적 지식과 동일한 개념이다.

---

20) 한지원·김진희·이상훈, 앞의 논문, pp.249-53.
21) 안윤수·박덕병·김미희 외, 《전통지식과 지식재산권》, 농촌진흥청, 2009, p.11.
22) 한지원·김진희·이상훈, 앞의 논문, p.252.

집단적 지식재산권으로서 국제적으로 규정된 '전통적 지식'의 의미는 WTO TRIPS[23] 이사회 논의의 아프리카그룹이 제안한 결정문 초안에 나타나 있다. WTO TRIPS 이사회의 논의에서는 전통적 지식을 지역이나 토착민공동체에서 사용되는 의약, 치료법, 농업, 생물자원과 다양성의 이용과 보전, 경제적·사회적·문화적·심미적 가치 등의 특징과 관련된 지식체계, 혁신기술, 응용, 정보, 관행을 포함하고 있다고 보았다.[24]

그러나 현재의 '전통적 지식'이라는 용어는 잠정적인 용어라고 보는 견해도 있다. 전통적 지식은 문화·관습·기술·자원 등을 포괄하는 개념인데 토착민·지역공동체·기타 전통적 지식 보유자들은 무엇이 자신들의 지식이고, 문화 및 관습이며 이를 어떻게 정의해야 하는지 스스로 결정하기 때문이다. 또한 전통적 지식보유자는 전통적 지식을 전통적 환경과 맥락에서 창조하고 개발하며 시행하는 모든 자를 말한다. 이와 같은 관점에서 전통적 지식은 "전통적으로 계승되어 온 모든 지식을 총망라하는 것으로 전통의약, 전통식품, 농업 및 환경 등에 관한 지식뿐만 아니라 전통미술, 전통음악 등 전통예술에 관한 지식 및 민간전승물을 포함한다"라고 광범위하게 정의하기도 한다.[25] 이처럼 전통적 지식의 전승성 및 시대에 맞게 변화·창조되

---

23) 무역관련 지식재산권에 관한 협정(Trade−Related Aspects of Intellectual Property Rights)은 특허권, 디자인권, 상표권, 저작권 등 지식재산권에 대한 최초의 다자간규범이다.
24) 정명현, 〈전통지식의 국제적 보호방안에 관한 연구〉, 고려대학교 박사학위논문, 2012, p.8.
25) 정명현, 앞의 논문, pp.9−10.

는 전통적 지식의 다양하고 역동적인 본질 때문에, 단일하며 절대적인 정의를 내리기가 어렵다. 그래서 지식재산 분야의 여러 국제조약에서 보호대상의 범위는 단일한 정의를 규정하지 않는 접근방식을 취하는 경우가 많다.

1992년 리우환경회의에서 생물다양성협약 체결 이후 최근 세계무역기구와 세계지식재산권기구, 생물다양성협약을 중심으로 오래된 지식, 즉 전통적 지식에 대한 지식재산권적인 보호방안의 도입이 논의되고 있다. 이러한 전통적 지식은 바이오산업이나 의약산업, 한의학, 농업, 생명과학 분야에서 신제품 개발의 중요한 원천이 되었다. 또한 전통적 지식의 기술적인 가치와 경제적인 잠재성에 대한 인식이 높아지면서 전통적 지식의 남용 또는 부정 이용으로부터 보호하기 위한 법적인 필요도 증대되었다.

이에 따라 생물다양성협약 제8조(j)호에서는 "생물다양성을 보전하고 지속적 이용이 적합한 전통적인 생활양식을 영위해 온 토착주민들의 지식과 기술, 그리고 관습을 존중·보존·유지하고 이러한 지식과 기술을 보유한 사람들이 승인하고 참여하는 가운데 이를 널리 활용할 수 있도록 촉진한다. 그리고 그 지식과 기술, 관습을 이용하여 발생하는 이익을 공평하게 나눌 것을 권장한다"라고 규정되어 있다.26)

전통적 지식의 지식재산권에 대한 적용과 같이 각 나라의 특수한 맥락을 고려한 다양한 형태의 지식재산권은 국제적으로 통일된

---

26) 정명현, 앞의 논문, p.7.

지식재산권 체계의 적용에 대한 고민을 촉발했다. 독자적인 지식재산권 체계는 제3세계 농촌 공동체 사이에서 지식과 자원의 자유로운 교환을 유지함과 동시에, 이를 통해서 제3세계 생물자원과 전통적 지식에 대한 체계적인 수탈을 효과적으로 막을 수 있다고 주장한다.27)

현재 세계 여러 나라는 민간요법과 같은 전통문화표현물의 보호에 대한 새로운 국제규범 창출을 위해 세계지식재산권기구라는 국제기구를 설립하여 지속적이고 다각적인 논의를 진행하고 있다. 이는 전통적 지식이나 문화에 대해서는 기존의 지식재산권법이 영향을 미칠 수 없을 뿐만 아니라 적절한 보호를 위한 제도적 장치가 마련되어 있지 않기 때문이다.

① 세계지식재산권기구(WIPO, World Intellectual Property Organization)

세계지식재산권기구는 1970년에 창설되어 1974년에 유엔의 전문기구가 되었으며, 여러 지식재산권 관련 국제 조약을 관장한다. 그리고 개도국의 지식재산권제도를 선진국 수준으로 강화하기 위한 회의와 교육을 조직하는 일도 담당한다. 하지만 우루과이라운드가 출범하면서 정책 제시의 역할이 강했던 세계지식재산권기구의 기능은 지식재산권 관리 및 기술적 협력을 위한 실무 단위로 전락했다. 세계지식재산권기구와 세계무역기구는 1995년 12월 22일 협정을 맺어, 세계지식재산권기구가 개도국을 도와 TRIPS 협정의 법제를 갖출 수

27) 양희진, 〈전통지식의 보호와 지적재산권〉,《다른과학》 10, 2001, p.80.

있도록 돕는 역할을 맡게 되었다.

이를테면 세계지식재산권기구는 정책연구 기능의 강화를 위해 '세계지식재산권 문제 연구국'을 설치하고 생물다양성, 민간전승물, 문화유산, 생명공학, 생물안정성, 생물다양성협약 8(j)항, 토착민 지식 등 개도국에게 영향을 주는 세계적 이슈에 관해 조사연구 작업을 수행하기 시작했다.[28]

또한 세계지식재산권기구는 2000년 10월에 총회를 열어 유전자원, 전통적 지식 그리고 민간전승물에 대한 논의를 하기 위해 정부간위원회를 설치하기로 하였다. 그리고 전통문화표현물의 국제적 보호에 대한 논의도 정부간위원회를 통해 2001년 4월에 제1차 회의가 시작되어 2011년 7월까지 제19차 회의가 진행되었다.[29] 이를 통해 전통

---

28) 양희진, 위의 논문, p.78.
29) 제1차 회의(2001. 4. 30 ~ 5. 3)에서는 민간전승물의 보호에 대해 그룹별·국가별 입장을 공식 확인함으로써 향후 관련 논의에 매우 유용한 기초적 틀을 마련하였다.
제2차 회의(2001. 12. 10 ~ 12. 14)에서는 대부분 국가에서 기존의 지식재산권으로 보호되지 않는 민간전승물의 법적 보호를 위한 독자적인 시스템의 창출을 주장하면서 그 논의 과정에 토착민이 참여할 수 있도록 재정적 지원을 요구하였다.
제3차 회의(2002. 6. 13 ~ 6. 21)에서는 여러 나라의 민간전승물에 대한 다양한 이용 실태 등 새로운 경험적·분석적·체계적 연구, 관습법과 지식재산권 시스템의 관계에 대한 실질적인 연구, 기타 각국의 경험에 대한 연구를 사무국에 요청하였다.
제4차 회의(2002. 12. 9 ~ 12. 17)에서는 의장이 전통문화표현물들을 보호하는 기존 지식재산권 권리들의 이용에 대한 문서에 대해 2003년 3월 말까지 각국의 의견 또는 경험을 제출할 것을 요청하였다.
제6차 회의(2004. 3. 15 ~ 3. 19)에서 국제적인 보호범위에 대한 논의에 대하여 일부 국가들이 좀 더 시간을 두고 고려하자는 의견에 대해서 긍정적인 접근에 도달하였다. 이와 같은 회의는 가치 있는 작업임에 공감하며 계속해서 논

문화표현물의 보호가 상대적으로 취약한 개발도상국을 중심으로 세계지식재산권기구의 역할이 주목받고 있다.

국제적 논의를 통해 세계지식재산권기구에서는 전통적 지식은 "지식 활동의 결과로서 전통적 맥락에서 발전되어 온 노하우, 기술, 혁신, 관행, 학습을 말하며, 대대로 전승되어 온 지식 활동에서 생겨나는 역동적이고 진화하는 지식"이라고 정의하였다. 또한 여기에는 생물다양성, 전통적 생활양식, 천연자원과 관련된 지식도 포함된다. 따라서 현재 우리나라의 민간요법은 세계지식재산권기구에서 정의하는 전통적 지식의 개념에 포함될 수 있으며, 세계적 합의에 의한 국제법의 보호대상에 해당된다.

의의 정도를 증대할 필요가 있음을 강조하였다.

제7~12차 회의(2004 ~ 2008)에서 전통문화표현물에 관한 보호 방안 및 국제 규범을 둘러싼 선진국과 개도국의 입장 차이는 여전히 지속되었다.

제13차 회의(2008. 10. 13 ~ 10. 17)에서는 지식재산권 관련 국제회의들이 선진국 권리보호에 치우친 측면이 있었기 때문에 전통문화표현물을 보호하기 위한 논의는 정의와 형평성의 측면에서 국제적으로 법적구속력을 가진 문서를 만들어야 할 것임을 강조하였다.

제15~16차 회의(2009 ~ 2010)의 지식재산권에 대해 개도국들은 국제규범이 법적 구속력이 있어야 하고, 보호수단은 기존 지식재산권 보호체제와 충돌할 수 있는 가능성이 있기 때문에 효과적인 보호를 위하여 별도 국제규범이 필요하다는 입장을 보였다.

제17~18차 회의(2010 ~ 2011)에서는 불필요한 문안 확대에 따른 논의의 지연을 막고, 조문별로 각국의 입장을 청취하여 문안을 정리하는 소기의 성과를 거두었지만, 문안 내용 자체에 대한 심도 있는 논의는 이루어지지 못하였다.

제19차 회의 (2011. 7. 18 ~ 7. 22)에서는 유전자원, 전통적 지식, 전통문화표현물에 대한 용어를 각각 정리한 3편의 해설을 하나의 문서로 통합하였다(이철남, 〈지적재산권 관점에서 바라본 무형문화유산의 개념 및 보호방안연구〉, 《충남대학교 연구보고서》, 2011, pp.44~55).

② 우리나라의 지식재산권에 따른 FTA

우리 고유의 전통적 지식을 지식재산권의 제도 차원에서 보호하기 위해서는 우선 당사국과의 관련 법제도에 대한 차이점을 분석해야 한다. 더불어 상대국이 이미 다른 나라와 체결한 자유무역협정 내용을 검토하는 것도 필요하다.

지금까지 우리나라는 양자 또는 지역협정을 경쟁적으로 체결하는 세계적 추세에 맞추어 칠레,[30] 싱가포르,[31] EU,[32] 미국,[33] 페루와 자유무역협정을 체결하였다. 이와 같은 국제적 자유무역협정 협상과정에서도 지식재산권의 보호는 강화되고 있다. 따라서 자국의 전통적 지식에 대한 보호 문제로 어려움을 겪고 있는 나라들은 이와 같은 자유무역협정을 통해 자국의 문제를 해결하고자 노력한다. 또한 이를 통해 자국의 전통적 지식에 대한 지식재산권을 강화하면 후진국의 전통적 지식이 선진국에 유입되는 것을 방지할 수 있기 때문에 지금과 같은 선진국 중심의 지식 집중 현상은 완화될 것이다. 그러므로 자유무역협정을 통한 지식재산권 제도의 운용과 집행에 여러 나라의 입장이 반영될 것으로 기대된다.

구체적으로 한페루 자유무역협정의 지식재산권 분야에서 주목해야 할 점은 전통적 지식에 관한 조항이다. 이 조항은 "토착 및 지역 공동체의 지식, 혁신 및 관행의 생물다양성 보존 및 지속 가능한 사

---

30) 한·칠레 자유무역협정 제16장 1·2조.
31) 한·싱가포르 자유무역협정 제17장 7조.
32) 한·EU 자유무역협정 제7장 1조.
33) 한·미 자유무역협정 제18장 1조.

용에 대한 기여뿐만 아니라 생물다양성과 전통적 지식의 가치와 중
요성을 인정"한다. 또한 "각 당사국은 자국 법령에 따라 유전자원에
대한 투명한 접근을 촉진하기 위한 여건을 조성하기 위해 노력"해야
함을 명시하였다.

그리고 "자국 법령과 생물다양성협약을 조건으로 양 당사국은 생
물다양성의 보존 및 지속가능한 사용과 관련된 전통적 생활양식을
구현하고 있는 토착 및 지역 공동체의 지식, 혁신 및 관행을 존중"한
다는 점을 명시하였다. 또한 대중에게 접근 가능한 관련 데이터베이
스와 적절한 심사기관에 선행기술을 제출할 기회를 제공하여 전통적
지식에 기반한 특허출원에 대한 정보를 공유하기로 하였다. 이에 따
라 양국의 전통적 지식을 활용할 수 있으며 이에 대한 국제적인 재
산권의 실현을 가능하게 한 것이다.[34]

이상으로 세계 여러 나라는 전통적 지식의 보호에 대한 새로운 국
제규범 창출을 위해 국제기구 등을 통한 지속적이고 다각적인 논의
를 진행하고 있다는 것을 살펴보았다. 세계적인 전통적 지식에 대한
새산권 보호 추세와 우리나라 시식새산권 보호의 현실에서 전통적
지식의 보존은 가장 긴요한 문제 가운데 하나이다. 세계 각국과 우
리나라가 체결한 자유무역협정에서 지식재산권은 포함되어 있지만,
국내에서는 민간요법과 같은 전통적 지식에 대한 권리 침해 문제 및
기존의 지식재산권 보호를 위한 제도적 장치는 마련되어 있지 않다.
때문에 소중한 우리의 전통적 민간요법이 무단으로 방출되어 국제적

---

34) 한·페루 자유무역협정 제17장 제17.5조.

으로 활용될 수 있는 위험을 방치하고 있다.

또한 전통적 지식의 국제적인 기구나 협약에 따른 보호는 민간요법과 같은 전통적 지식의 지식재산권 획득을 가장 가능성이 있는 방안으로 보고 있지만, 여전히 문제는 남아 있다. 일부 전통적 지식은 역사적으로 유사한 형태로 세계적인 분포를 형성하여 전승되므로 이에 대해 개인이 소유권을 행사하면, 기존에 모두가 공유하여 왔던 것이 금지되는 새로운 갈등요소가 발생하게 된다. 따라서 전체가 공유하는 하나의 문화로 인식된 전통적 지식을 갑자기 사유화하는 문제에 대해서는 더욱 다양한 논의가 필요하다.

2) 민간요법의 지식재산권 적용

세계 여러 나라의 전통적 지식에 관한 제도는 다양하므로 일괄적인 공통 기준을 적용하기는 어렵다. 때문에 기존의 전통적 지식에 대한 보호 제도의 한계로 국내·외적인 방안의 마련이 촉구되고 있다. 우리나라는 민간요법의 전통적 지식에 대한 체계적인 규범이나 제도가 없으므로 세계 의료시장에서 적절하게 대응할 수 있는 민간요법의 전통적 지식에 대한 보호 가치를 인식하고, 실질적인 방안을 시급히 마련해야 한다.

세계의 전통적 지식 보호에 관해 장기간 국제적으로 논의했음에도, 선진국과 개발도상국, 부국과 빈국의 입장 차이로 말미암아 가시적인 성과는 도출되지 못하였다. 그동안 우리나라에서도 전통적 지

식이라는 개념에 대한 이해 부족과 국내의 입법례 부족으로 국제적
인 공통분모를 모색하는 데 어려움이 있었다.

현재 우리나라는 국가 간의 무역협의를 통하여 전통적 지식을 보
호하는 데 그치고 있다. 그러나 세계적으로는 잠재적 자원인 전통의
료지식을 의료산업으로 활용하여 발생하는 경제적인 이익으로 인해
민간요법이 현실적 자원으로 부각되고 있다. 이에 따라 국내에서도
지금까지 잠재적 자원이었던 전통 민간요법의 연구와 개발의 중요성
에 대해 조금씩 눈뜨고 있다. 따라서 민간요법과 같은 전통 의료산
업분야에서는 세계무역기구를 통해서 주변국들과의 국경 없는 무한
경쟁시대가 열렸음을 의미한다.

그러므로 민간요법에 대한 전통적 지식의 국제적인 보호방안을
마련하기 위해서는 그 동안의 논의 과정에 대한 고찰과 함께 전통적
지식의 적용 가능성과 보호 등에 대한 검토가 필요하다. 이를 토대
로 민간요법에 대한 전통적 지식의 국제적 보호방법을 제시하고 이
를 양성화함으로써 국제규범으로 발전시켜야 할 것이다.

  (1) 지식재산권 제도에 의한 보호

법에서 규정하는 지식재산권은 크게 문예·학술·미술 등 문화적
창작에 관한 저작권과 발명·고안·의장 등 산업상의 창작 및 상표 등
영업상의 표지에 관한 산업재산권(특허법·실용신안법·상표법)으로
나뉘는데, 민간요법의 새로운 기능제품의 발명품, 과학적 연구를 통

한 치료의 적용 기제에 대한 특허 등에 충분히 적용될 수 있다.

민간요법을 지식재산권에 적용하기 위해서는 자료 수집 및 내용 분석이 선행되어야 한다. 하지만 민간요법의 범주에 있는 약초요법이나 침구요법 등은 한의학과 치료영역이 겹치므로 전체적이거나 부분적으로 지식재산권 행사가 가능한 치료 방법들을 분류해야 한다. 또한 변형되어 시행되고 있는 민간요법과 기타 유사치료법에 대한 지식재산권 적용 가능성에 대해서는 다음과 같이 분류하였다.

① 특정질병에 치료효과가 있는 식이요법35)
② 특정질병에 치료효과가 있는 약초요법(가전비방, 비법 포함)36)
③ 특정질병에 치료효과가 있는 기공요법
④ 특정질병에 치료효과가 있는 뜸요법37)
⑤ 특정질병에 치료효과가 있는 침요법38)
⑥ 특정질병에 치료효과가 있는 부항요법
⑦ 특정질병에 치료효과가 있는 안마요법39)
⑧ 특정질병에 치료효과가 있는 온천요법40)
⑨ 특정질병에 치료효과가 있는 정골요법41)
⑩ 특정질병에 치료효과가 있는 지압요법
⑪ 특정질병에 치료효과가 있는 주술요법

---

35) 生야채식, 발효식품, 버섯(예 : 상황, 표고, 영지버섯 등), 단식, 한방요리, 약선요리, 건강 보조 식품 등.
36) 백출, 솔잎, 민들레, 육계, 자완, 시호, 단삼, 천오, 오수유, 인삼, 길경, 건강, 석창포, 후박, 복령, 황련, 조협, 쑥 및 감초, 이고들빼기, 천연초, 꾸지뽕 등.
37) 인산쑥뜸, 무극보양뜸, 피라미드왕쑥뜸.
38) 두침, 벌침, 사암침, 사혈침, 수지침, 수족침, 이침, 오행침, 약침 등.
39) 경락마사지, 발마사지, 스포츠마사지 등.
40) 고온욕, 미온욕, 반신욕, 수족욕 등.
41) 추나요법, 활법 등.

⑫ 특정질병에 치료효과가 있는 민간요법 관련 서적

현재 우리나라에서 민간요법에 관련된 지식재산권 제도에는 특허법, 실용신안법, 상표법, 저작권법, 부정경쟁방지 및 영업비밀보호에 관한 법률 등이 있다. 이에 관련된 법제를 살펴보고 각각의 법제에 대해서 민간요법의 전통적 지식과 치료 방법의 보호가 가능한지를 검토할 수 있다.

민간요법은 전승으로 이어지지만 개인이 새롭게 창작하면서 발전시킨 부분이 산업재산권 가운데 발명에 대한 권리인 특허권에 해당한다. 특허법은 "발명을 보호·장려하고 그 이용을 도모함으로써 기술의 발전을 촉진하여 산업발전에 이바지함을 목적으로 한다."[42] 특허의 보호대상은 창작자의 기술과 물건의 발명으로 나누어진다. "'발명'이란 자연법칙을 이용한 기술적 사상의 창작으로서 고도(高度)한 것을 말한다." 또한 물건을 생산하는 방법의 발명인 경우에는 그 방법을 사용하는 행위 외에 "그 방법에 의하여 생산한 물건을 사용·양도·대여 또는 수입하거나 그 물건의 양도 또는 대여의 청약을 하는 행위"를 대상으로 한다.[43]

민간요법 가운데 특허권으로 보호될 수 있는 치료 방법은 특정 질병에 치료효과가 있는 식이요법과 약초요법(가전비방, 비법 포함)이 있다. 이와 같은 요법들이 전통 민간요법의 전통적 지식으로부터 유래한 발명으로서 특허의 요건인 신규성과 진보성을 충족시키는 경우

---

42) 특허법 제1조.
43) 특허법 제2조.

이기 때문에 특허법으로 보호가 가능하다.

특허법으로 보호되는 민간요법은 현대의 과학적 분석과 임상실험을 통해 질병치료에 효과가 있다는 것이 판명된 경우이다. 구체적으로 산청군 생초면 내곡리의 김순악 할머니는 백출, 솔잎, 민들레 등스무 가지 정도의 약초로 환약을 짓는다. 환약은 지역공영방송의 민간약초에 관한 다큐멘터리 프로그램에 소개된 후로 의대 임상실험에서도 위장병에 효과가 있다는 것이 판명되어 특허를 받았다.[44]

또 다른 사례로는 청도의 한 가정에서 전해 내려오던 비방인 '미삼정'이 있다. 미삼정은 창원 명성사의 명광스님이 지은 이름인데, 명광스님은 우연한 기회에 가정의 비방을 전해 듣고 미삼정을 제조하여 질병을 치료하였다. 처음에는 한의사가 아니라는 이유로 약으로 팔 수 없었기 때문에 대중화에 기여하고자 동국대 생리학 연구소의 약효 실험을 거쳐 건강기능식품으로 특허를 받았다. 미삼정은 생약 추출물에 관한 것으로 각각 육계, 자완, 시호, 단삼, 천오, 오수유, 인삼, 길경, 건강, 석창포, 후박, 복령, 황련, 조협, 쑥 및 감초로 구성된 생약 조성물을 열수 추출하였다. 특허를 받은 약효는 항종양, 간염 억제, 면역증강 활성 및 당뇨병 치료 분야이다.[45]

이고들빼기는 강원도 지역에서 민간요법에 쓰이는 두해살이 풀이다. 한국과학기술연구원 강릉분원 연구팀이 효능 탐색과정에서 암

---

44) 혼합 생약추출물을 함유하는 위염, 위궤양 또는 위출혈에 유용한 약학적 조성물 및 이의 제조방법(특허번호 : 1005785290000).
45) 면역증강활성을 갖는 생약 추출물(특허번호 : 1005433550000).

예방과 간 기능 개선에 유용하면서도 인체 안에서 세포 독성이 나타나지 않는 효능을 확인했다. 이고들빼기 추출물을 활용한 기술은 특허로 등록46)된 간기능 개선용 건강기능식품으로 개발되어 의약품 및 건강기능식품 전문업체에 이전됐다.47)

천연초는 예부터 화상이나 피부병에 생즙을 바르는 치료제로 활용했기 때문에 경북 의성군 비안면에 사는 박영욱 씨는 천연초의 뿌리, 줄기, 열매, 꽃을 이용하여 건강식품이나 약용재료로 이용한다. 천연초 또한 현재 임상연구 결과 치매, 당뇨, 아토피성 피부 등의 치료에 효과가 있어 약재로 쓰이고 있다.48)

꾸지뽕은 예로부터 천식을 치료하기 위한 민간요법으로 사용되었으며, 최근에는 줄기와 껍질, 잎, 열매를 모두 약으로 사용할 수 있어 새로운 건강식품으로 각광받고 있다. 또한 꾸지뽕 추출액인 꾸지뽕나무기름은 만성적인 기침과 천식을 완화시킬 뿐만 아니라 여성 질환, 성인병 및 노화를 예방하는 효능이 있으므로 특허를 획득하였다.49)

---

46) 이고들빼기로부터 분리한 화합물을 유효성분으로 함유하는 간 기능 개선용 약학적 조성물 및 간 기능 개선용 건강기능 식품조성물(특허번호 : 1012095740000).
47) 《강원일보》, 2013. 5. 7.
48) 강황 및 천년초 추출물을 유효 성분으로 함유하는 구강 질환 예방, 개선 및 치료를 위한 조성물(특허번호 : 1014451770000); 천년초 추출물을 유효성분으로 함유하는 급성 췌장염의 예방과 치료를 위한 조성물(특허번호 : 1013272180000); 기능성 강화 천년초 비누 및 그 제조방법(특허번호 : 1010573750000); 천년초 식초의 제조방법 및 이에 의해 제조된 천년초 식초(특허번호 : 1013857570000).
49) 뽕나무에서 유래되는 호흡기 질환 치료용 약학조성물(특허번호 : 101017276); 꾸지뽕을 주성분으로 하는 항산화 및 당뇨병 예방용 조성물(특허번호 : 1014781960000); 꾸지뽕나무 추출물을 유효성분으로 함유하는 알콜성 위장관 질환의 예방 및 치료용 조성물(특허번호 : 1013558210000); 꾸지뽕을 함유한 칼국수 제공방법(특허번호 : 1012342020000) 등.

민간요법은 전통적 지식으로부터 전래된 발명이기 때문에 특허법에서 말하는 신규성이나 진보성 등을 충족시키고 있다. 그래서 민간요법의 전통적 지식과 그 지식으로 하여금 파생되는 질병치료법들은 특허법에 의해 적극적인 보호가 가능하다.

실용신안권은 특허에 견주어 상대적으로 작은 실용적인 발명이나 고안에 대해 주어지는 권리로, 민간요법을 통한 상품의 형태, 구조, 조립 등 기술적 창작에 대한 재산권에 적용될 수 있다.50) 실용신안법은 "실용적인 고안을 보호·장려하고 그 이용을 도모함으로써 기술의 발전을 촉진하여 산업발전에 이바지함을 목적으로 한다."51) '산업상 이용할 수 있는 물품의 형상·구조 또는 조합에 관한 고안'은 실용신안등록을 받을 수 있다.52) 그러므로 실용신안권으로 보호할 수 있는 민간요법은 다음과 같다.

가정에서 자가치료로 사용하며 특정 질병에 치료 효과가 있는 뜸요법,53) 침요법,54) 부항요법,55) 안마요법,56) 온천요법57) 등과 같은

---

50) 실용신안법 제952호(1961. 12. 31).
51) 실용신안법 제1장 제1조.
52) 실용신안법 제1장 제4조.
53) 쑥뜸구(특허번호 : 1006144940000); 뜸 쑥 및 그 제조방법(특허번호 : 1011555970000); 힐링 뜸주머니(특허번호 : 1014143000000); 무선충전식 전자 뜸 치료기 및 이를 갖는 뜸 치료기 세트(특허번호 : 1013757620000); 휴대용 전자 뜸 치료기(특허번호 : 1014089110000).
54) 휴대용 수지침기기(특허번호 : 2002368930000); 일회용 사혈침기구(특허번호 : 2003157770000); 이침(耳鍼)대용형 자석(특허번호 : 2002347800000); 이침구(특허번호 : 2004147870000); 침술기(특허번호 : 1014795750000).
55) 부항(특허번호 : 2001976290000); 부항(특허번호 : 2002863520000); 실리콘 패킹이 구비된 부항(특허번호 : 2004156410000); 휴대용 전자식 부항기기(특허번호 : 1003673600000), 일회용 멸균 부항장치(특허번호 : 1012723170000).
56) 휴대용 전자기식 안마기(특허번호 : 2004690450000); 휴대용 안마기(특허번호

치료기와 보조물품 등은 실용신안법으로 보호될 수 있다. 이러한 물
품들은 민간요법의 전통적 지식 자체를 보호하는 것은 아니지만, 다
양한 치료기와 보조물품들을 보호함으로써 민간요법의 전통적 지식
을 간접적으로 보호할 수 있다.

상표법은 "상표를 보호함으로써 상표사용자의 업무상의 신용유지
를 도모하여 산업발전에 이바지함과 아울러 수요자의 이익을 보호함
을 목적으로 한다."58) '상표'란 상품을 생산·가공 또는 판매하는 사
람이 "자기의 업무에 관련된 상품을 타인의 상품과 식별되도록 하기
위하여 사용하는" 것으로서, "기호·문자·도형, 입체적 형상 또는 이
들을 결합하거나 이들에 색채를 결합한 것, 다른 것과 결합하지 아
니한 색채 또는 색채의 조합, 홀로그램, 동작 또는 그 밖에 시각적으
로 인식할 수 있는 것, 소리·냄새 등 시각적으로 인식할 수 없는 것
중 기호·문자·도형 또는 그 밖의 시각적인 방법으로 사실적(寫實的)
으로 표현한 것"을 말한다.59)

상표법은 등록하고자 하는 상품에 동일하거나 유사한 상표가 이
미 등록되어 있는 경우 상표를 등록할 수 없어 민간요법의 보호에

: 1007879260000); 발마사지 기구(특허번호 : 1010715850000); 공기압력을 이
용한 안마시스템(특허번호 : 1009632550000); 각도조절이 용이한 휴대용 안마
기(특허번호 : 2001578830000).
57) 온천수제조방법(특허번호 : 1001178830000); 인공온천 입욕용 조성물(특허번호
: 1004637470000); 가정용인공유황온천수기(특허번호 : 2019930017289); 반신
욕조(특허번호 : 2003827850000); 자동온도 조정형 수도밸브 및 그를 이용한
가정용 온천수기(특허번호 : 2002572780000).
58) 상표법 제1장 제1조.
59) 상표법 제1장 제2조.

활용할 수 있다. 환자와 국민들은 민간요법의 전통적 지식이나 치료 방법들이 입증된 상표를 신뢰하기 때문이다. 상표법은 비록 민간요법의 전통적 지식이나 치료 방법을 직접적으로 보호할 수는 없으나, 민간요법의 전통적 지식과 치료 방법들을 활용하여 제조되는 많은 상품들을 보호함으로써 간접적인 보호가 가능하다.

저작권법은 "저작자의 권리와 이에 인접하는 권리를 보호하고 저작물의 공정한 이용을 도모함으로써 문화 및 관련 산업의 향상·발전에 이바지함을 목적으로 한다."[60) '저작물'은 인간의 사상 또는 감정을 표현한 창작물을 말하므로,[61) 민간요법의 전통적 지식을 기록으로 남겼을 경우 보호가 가능하다. 또한 저작재산권은 "특별한 규정이 있는 경우를 제외하고는 저작자가 생존하는 동안과 사망한 후 70년동안 존속한다."[62) 때문에 기간이 경과된 경우에는 보호받지 못하는데, 민간요법의 경우에는 예로부터 전해 내려오는 서적이 보호 기간의 만료로 보호받지 못한다. 그렇지만 민간요법의 전통적 지식을 바탕으로 효능이 연구되거나 개발 결과를 책으로 표현하였을 경우에는 민간요법의 전통적 지식이 저작법권으로 보호받을 수 있다.

부정경쟁방지 및 영업비밀보호에 관한 법률은 "국내에 널리 알려진 타인의 상표·상호(商號) 등을 부정하게 사용하는 등의 부정경쟁 행위와 타인의 영업비밀을 침해하는 행위를 방지하여 건전한 거래질서를 유지"하는 것을 목적으로 한다.[63) '영업비밀'이란 공공연히 알

---

60) 저작권법 제1장 제1조.
61) 저작권법 제1장 제2조.
62) 저작권법 제3장 제39조.

려져 있지 않고 독립된 경제적 가치를 지닌 것으로, "합리적인 노력
에 의하여 비밀로 유지된 생산방법, 판매방법, 그 밖에 영업활동에
유용한 기술상 또는 경영상의 정보를 말한다." "영업비밀 침해행위"
는 "절취(竊取), 기망(欺罔), 협박, 그 밖의 부정한 수단으로 영업 비
밀을 취득하는 행위(이하 "부정취득행위"라 한다) 또는 그 취득한
영업비밀을 사용하거나 공개하는 행위, 계약관계 등에 따라 영업비
밀을 비밀로서 유지하여야 할 의무가 있는 자가 부정한 이익을 얻거
나 그 영업비밀의 보유자에게 손해를 입힐 목적으로 그 영업 비밀을
사용하거나 공개하는 행위" 등이 있다.[64] 민간요법의 전통적 지식이
나 치료 방법은 가전의 비방이나 사제 간의 비법이 전승형태로 이루
어지는 경우가 있다. 이와 같은 경우에는 부정경쟁방지 및 영업비밀
보호에 관한 법률로 보호될 수 있다.

　이상에서 우리나라 현행 지식재산권 제도에서 민간요법 법제의 의
의와 보호 범위, 이와 같은 요법들의 보호 방법에 대해서 살펴보았다.
종합하면 민간요법에서 특허법의 보호를 받을 수 있는 대상은 ① 특
정질병에 치료 효과가 있는 식이요법, ② 특정질병에 치료 효과가 있
는 약초요법(가전비방, 비법 포함)이 있다. 이와 같은 요법들은 전통
민간요법의 전통적 지식으로부터 유래한 발명으로서 특허법의 요건
을 충족시키는 경우이기 때문에 보호가 가능한 것이다. 또한 ① 특정
질병에 치료 효과가 있는 식이요법, ② 특정질병에 치료 효과가 있는

---

63) 부정경쟁방지 및 영업비밀보호에 관한 법률 제1장 제1조.
64) 부정경쟁방지 및 영업비밀보호에 관한 법률 제1장 제2조.

약초요법(가전비방, 비법 포함)은 개인의 비법 형태로 존재하는 경우
가 있는데, 부정경쟁방지 및 영업비밀보호에 관한 법률을 적용하여
그 전통적 지식과 치료 방법이 보호될 수 있을 것이다.

그 밖에도 ④ 특정질병에 치료 효과가 있는 뜸요법, ⑤ 특정질병
에 치료 효과가 있는 침요법, ⑥ 특정질병에 치료 효과가 있는 부항
요법, ⑦ 특정질병에 치료 효과가 있는 안마요법, ⑧ 특정질병에 치
료 효과가 있는 온천요법, ⑩ 특정질병에 치료 효과가 있는 지압요
법 등과 같은 요법들에서는 가정에서 자가치료로 사용할 수 있는 치
료기와 보조물품 등이 실용신안법으로 보호될 수 있다. 이 법은 민
간요법의 전통적 지식 자체를 보호할 수는 없으나, 이를 활용하여
제조되는 많은 치료기와 보조물품들을 보호함으로써 그 전통적 지식
을 간접적으로 보호 할 수 있다.

하지만 ③ 특정질병에 치료 효과가 있는 기공요법, ⑨ 특정질병에
치료 효과가 있는 정골요법, ⑪ 특정질병에 치료 효과가 있는 주술
요법 등은 지식재산권으로 보호될 가능성이 희박하다. 특히 특정질
병에 치료 효과가 있는 주술요법은 과거 의술이 발달하지 않았을 때
사용된 치료 방법으로 지금도 소수의 사람들이 사용하고 있지만, 치
료 방법이라기보다는 우리나라 고유의 문화현상으로 간주해야 할 것
이다.

그러므로 민간요법의 전통적 지식은 각각의 치료 방법에 따라 지
식재산권 제도로 보호가 가능하나, 각각의 법에 대한 목적에서도 알
수 있듯이 추구하는 바가 다르기 때문에 이러한 지식의 보호에는 한

계가 있다.

(2) 지식재산권 법제화의 문제점

민간요법의 전통적 지식 가운데 가정의 비방이나 사제 간의 비법은 전승형태로 전해지기도 하지만, 대부분은 공공의 영역에서 존재한다. 때문에 기존의 지식재산권 제도에 의해 민간요법의 전통적 지식을 보호하는 것은 본질적인 문제점을 내포하고 있다. 이는 지식재산권 제도가 특정인에게 독점적인 권리를 부여하고 이를 보장해 주고 있기 때문이다. 공공의 영역에서 사용되던 민간요법의 치료 방법들을 개인이나 집단이 사유화하여 금지하는 것은 지식재산권이 가지고 있는 가장 큰 문제점이다.

현재 민간요법의 전통적 지식의 소유와 사용권을 두고 국가 간 분쟁이 잦아지고 있다. 특히 민간요법의 전통적 지식에 대한 치료 방법은 개인이나 지역, 나라에서 얼마나 오래 사용되고 어떻게 전래되었는지의 역사적 사실보다는 누가 먼저 개발하고 지식재산권으로 적용하느냐에 따라 소유권이 적용되고 있다.

우리나라는 국내 민간요법으로 흔히 사용하고 있는 전통적 지식에 대한 체계적인 기록과 연구가 부진하여 선진국가의 다국적 제약기업의 지식재산권 침탈에 대처하지 못했다. 이를테면 우리는 이미 1983년 다국적 식품회사인 네슬레의 김치 특허 출원 등과 같은 경험을 통해 우리나라의 전통적 지식이라 할지라도 언제든지 빼앗길 위험이 있다는 것을 체험한 바 있다. 또한 충청지역에서 전래되는 민간요법 가운데에는 무릎이 아플 때 닭발을 고아 우려낸 국물을 마시는 방법이 있다. 그 기록은 전통의학서를 비롯해 단방의서 등에 있으나, 하버드 의대 데이비드 트렌탐 교수가 연구를 통해 닭발에 함유된 콜라겐 성분이 류마티스 관절염에 효능이 있음을 밝혀 사이언스지에 게재함으로써 주목을 받았다.[65]

또 다른 사례로는 우리나라에서 위암, 간암, 신장암, 폐암 환자가 겨우살이를 먹고 치료했다는 민간요법이 구전 등을 통해 전해 내려왔으나, 일각에서는 겨우살이가 기주(寄主)의 생육을 방해하고 독성이 있다 하여 큰 관심을 갖지 않았다. 그러나 독일에서 이 식물을 이용해 항암제를 개발하여 세계적인 주목을 받은 사례가 있다.[66]

지적재산권에 대한 세계 여러 나라 전통문화표현물의 정의와 보호요건에 관한 입법례는 다양한 입장을 보이고 있지만, 권리의 귀속주체가 대부분 국가기관 또는 그로부터 위임을 받은 기관인 것이 공통적이다. 그리고 보호의 범위와 관련하여 세계 여러 나라는 대체로 저작인격권 및 저작재산권에 준하는 유사한 권리를 부여하고 있는 것으로 조사되었다.[67] 지적재산권은 일정한 기간에만 보호되다가 기간이 만료되면 저작권이 소멸됨으로써 누구나 자유롭게 이용할 수 있다. 현행 저작권법에서는 보호주체자인 저작자의 존재가 재산권에 대한 이익의 유무를 판단할 수 있는 기준이 된다. 이는 특별한 규정

65) 이상훈, 앞의 책, p.12.
66) 한지원·김진희·이상훈, 앞의 논문, pp.256-7.
67) 이철남, 앞의 논문, p.94.

이 있는 경우를 제외하고 저작자가 생존하는 동안과 사망 후 70년 동안 저작권의 보호를 받기 때문이다.

그러나 민간요법에 대한 전통적 지식이 나타나 있는 고서들은 대부분 1900년도 이전의 것이며, 우리 의서 대부분은 당시의 정부에서 주도한 저작물로서 저술에 참여한 대표적인 인물만 표시하였거나 저자가 없는 경우가 많다. 그리고 개인 저작물의 경우에는 현행 저작권법을 적용한다면 저작권 보호기간이 만료된 것으로 보아야 한다. 하지만 현재 이용되고 있는 민간요법은 전통적 지식의 성격상, 전래되는 지식을 바탕으로 하고 있기 때문에 1900년도 이전의 전통적 지식에 대한 보호는 국가 주도로 이루어져야 한다.

문제는 민간요법이 지식 보유자의 고령화에 따라 빠른 속도로 소실되고 있다는 점이다. 그리고 이와 같은 전통적 지식은 대부분 구전되거나 개인적으로 활용되는 경우가 많아 후대에 전승되지 못하고 있는 실정이다. 구체적으로 살펴보면 사약의 주재료로 사용되는 천남성의 경우에는 독성 약재로 분류되어 신중히 사용되어야 할 것으로 알려져 있다. 그러나 우리나라 일부 지방에는 담이 결릴 때 이 뿌리를 말려 만든 가루를 밀가루와 섞어 수제비를 끓여 먹는 민간요법이 있었다. 조상들은 천남성을 수제비로 만들어 섭취할 경우 독성이 중화된다는 것을 경험적으로 체득하여 실생활에서 활용하고 있었으나, 이러한 지식은 기록물로 보존되고 있지 않다.

그리고 비약물요법 가운데 접골사나 침구사와 같이 더 이상 배출되지 않는 의료유사업자의 의료 경험과 지식은 해당 자격자의 배출

중단과 함께 전승이 단절된 상태이다. 특히 의료기술이 고도화되기 전에 사용되었던 간편하고 경험·직관적인 전통적 지식들이 비제도권의 영역으로 밀려나면서 대부분 사라져가고 있다. 이와 같은 민간요법 사례는 일부 시군지나 민속조사지에 단편적으로 나타나 있고 구체적인 시술 방법 및 원리에 대한 기록은 남아 있지 않기 때문에 시술을 재현하는 것에 한계가 있다. 이러한 경험에 따라 우리의 고유한 전통적 지식의 침탈을 막고 이를 체계적 방법에 의거해 보존·발굴하는 민간요법 연구의 필요성이 제기되고 있다.

(3) 민간요법의 활성화에 대한 제언

최근 급격한 산업화에 따라 민간요법에 관한 전통적 지식의 전승이 단절되고 있으며, 일부 남아 있는 고령층의 민간요법사들은 자신의 보유하고 있는 민간요법의 전통적 지식과 치료 방법을 전승하지 못함으로써 그들과 함께 사라지고 있는 실정이다. 현재는 치료효과가 있는 민간요법의 전통적 지식과 치료 방법을 보존·발전시키는 작업이 필요하다.

① 하나의 직업군으로서 구체화시키는 방안

우리나라의 민간요법 가운데 접골요법과 눈침요법은 지금도 많은 사람들에게 사용되고 있다. 이에 대해서는 문헌 근거 확보 및 임상 활용에 대한 데이터를 확보하는 한편, 비약물요법 증례수집 방법론

을 개발하기도 하였다. 민간요법의 국민 홈케어 기술화를 위해 생활
밀착형 건강관리방법의 사용 실태 조사 결과, 생활밀착 맞춤형 스마
트 뜸, 침, 부항, 안마, 온천 등에 관련된 치료기와 보조물품들에 대
한 개발·특허출원 등이 이루어졌다.

접골사는 접골요법을 바탕으로 치료행위를 하는 '의료유사업자'로
서 1961년 접골사법이 폐지된 이후 국가에서 자격증을 발급하지 않
고 있다. 접골사 면허를 소지한 접골사들은 시간이 지남에 따라 고
령화로 인한 지속적인 폐업 또는 자연 사멸 중이기 때문에 머잖아
소멸될 전망이다.

〈표-12〉 접골사의 시기별·지역별 분포68)

지역	서울	경기	인천	충남	충북	전북	전남	광주	경북	대구	부산	경남	제주	계
2011	10	1	1	0	0	0	0	1	1	3	3	0	1	21
2004	15	4	2	1	1	0	0	2	0	4	5	0	1	35
1995	24	3	6	1	1	0	2	2	0	4	8	0	2	53
1985	38	3	8	1	2	2	2	2	2	6	10	2	4	82

이처럼 접골사 수는 각 시기별, 지역별로 현격히 감소하고 있다.
1980년대에 총 82명이던 접골사는 1995년에 53명, 2004년에 35명,
2011년에 21명이 남아 있다.

접골사 제도는 비록 일제강점기 정착되었지만, 그 이전에도 우리
나라에는 마을이나 지역에서 주변인들이 외상 환자들을 치료했던 전

---

68) 박경용, 〈접골사(接骨士)의 구술생애사를 통해 본 접골 의료문화〉, 《실천민속
학연구》 21, 2013, p.308.

통이 있다. 이를테면 전통사회에서는 무예 수련이나 전쟁 시에 생기는 외상에 대해 무인들이 정복술(整復術)을 이용하거나 활법(活法)술로 응급조치했던 전통이 있다. 또한 접골시술 후에는 뼈를 빨리 접착되게 하는 한방 고약과 약물 치료를 병행하였다.

　　부산 사하구의 접골사 할아버지는 접골원에 들어가 10년 동안 일을 거들면서 밀도 있는 접골 수업을 받았다. 그가 37세이던 1952년에는 접골사 면허를 취득하고 부산 중앙동 1가 5번지에 처음으로 '접골원'을 열었다. 그 후에는 접골원 운영이 어려워 10여 년 다른 곳에서 근무하기도 했으나 1976년부터 '접골원'을 재개하여 35년 동안 계속해 오고 있다.
　　서울특별시 중랑구의 접골사 할아버지는 17세에 유도에 입문하면서 접골 기술을 익혀 50년 동안 접골요법으로 사람들을 치료하고 있다. 부산의 철도무덕관에 들어가 유도에 입문하였고 유도장에서 접골 시술 모습을 처음 접하게 된다. 당시에는 뼈 관련 질병의 환자들 대부분은 치료를 위해 유도장을 찾았으며, 원장의 권유로 접골 기술을 배웠다. 1959년 20세가 되던 해에 접골사 면허(경북 17호)를 획득하고 때로는 정형외과 의사의 수술과정에도 참여하면서 인대와 신경 등 해부학적인 지식을 습득하여 동료 접골사들에게도 인정받는 접골사가 되었다. 현재는 서울 중랑구 소재지에서 '접골원'을 운영해 오고 있다.
　　대구광역시 남구의 접골사 할아버지는 접골 기술을 체계적으로 배울 수 있는 학교가 없어 말단의 허드렛일로부터 시작하여 기능을 익혔다. 부목 제작과 붕대 감기 등 스승이 하는 일을 도우면서 보고 듣고 행하는 일상의 과정 속에서 접골 기술을 익히는 도제식 방법을 이용하여 기술을 연마하였다. 현재는 대구광역시 남구 소재지에서 '접골원'을 운영해 오고 있다.69)

현대의료 체제에서 이들의 손기술을 그나마 잇고 있는 의료기관
은 한의원과 정형외과의 일부이다. 하지만 이와 같은 의료기관들이
성격이 다른 면허자인 접골사의 경험과 노하우를 온전히 잇고 있다
고 보기는 어렵다. 일부 전수자와 특수 관계의 개개인에 의해 이루
어졌다고 보는 것이 더욱 합당하다.70) 근본적 문제는 법적 보호에서
제외되어 후배 양성이 되지 않기 때문에 복원이나 전승을 위한 기초
자료인 구술 또는 시술 동영상 자료가 거의 없다는 점이다. 접골요
법에 대한 기본적인 자료 확보 작업이 시급히 진행되어야 하고, 기
술적 관련성이 높은 추나요법, 안마요법과의 비교 분석 작업도 병행
되어야 할 것으로 생각된다.

현재 외상성 질환의 치료는 정형외과가 담당하고 있으며, 치료 방
법으로는 주로 수술을 하기 때문에 많은 비용이 들고 치료 기간이
길어진다는 단점이 있다. 하지만 이와 같은 질환에 접골요법을 사용
한다면 경우에 따라서는 치료가 간단하고 비용도 적게 드는 장점이
있다. 수술이 필요한 환자들은 수술로 질병을 치료하는 것이 당연하
다. 하지만 수술 없이도 치료가 가능한 골절이나 탈골, 염좌, 인대 이
완 등과 같은 외상의 경우에는 접골기술을 이용한다면 치료비용과
시간을 절감할 수 있는 장점이 분명히 있다. 이외에도 디스크나 오
십견, 관절 강직, 요통 등 일부 만성, 난치성 관련 질환들도 지속적인

---

69) 박경용·김필성, 《접골사 구술생애사 연구》, 한국한의학연구원, 2012, pp.8-9.
70) 전종욱·임보경·이정화, 〈한국 접골요법의 전승 양태 연구〉, 《한방재활의학과학
    회지》 22-1, 2012, p.54.

도수정복 시술로 치료되기도 한다. 이런 점에서 접골요법은 현대의료가 불가능한 기능을 때로는 보완해주는 '틈새의료'로서의 의의와 가치를 지닌다.

또한 침구사의 경우에도 접골사와 맥락을 함께 한다. 침구의술은 일제강점기에 침구사라는 독자적인 지위를 인정받았지만, 1962년 〈국민의료법〉의 명칭이 〈의료법〉으로 개정되는 과정에서 침구사법이 소멸됨으로써 침구사는 더 이상 배출되지 못하고 있는 실정이다.

〈표-13〉 침구사 현황71)

구분	서울	경기	인천	강원	충북	충남	대전	전북	전남	광주	경북	대구	경남	부산	제주	계
2008	31	4	4	2	9			4			6		2	7	4	73
1998	61	8	8	2	2	3	7	3	3	6	4	6	5	20	5	143

이러한 상황에도 침구의술은 이어져 왔으며, 오히려 시간이 갈수록 사회적 관심과 기반이 늘어가고 있다. 이는 현대의학으로 치료하기 어려운 병들이 원로 침구사와 그들에 의해 전수된 기술을 바탕으로 활동하는 민간요법사에 의해 치료되는 사례가 빈번하였기 때문이다.

침구사와 무자격 침구사들은 전통침구의 한 자락을 이어나가기 위해 노력하고 있으나, 지금과 같은 상황에서는 자신의 기술을 펼칠 수 있는 곳이 점차 사라지고 있다. 그래서 침구의술을 받아야 하는 일반인들과 환자들은 치료 방법을 직접 선택하는 사회적 추세에 따라 이들의 필요성을 인식해야 할 것이다.

71) 박경용, 〈전통 침구의 단절과 침구사의 존립양상〉, 《한국학논집》, 2008, p.305.

일례로 눈침요법의 경우에는 영동 눈침 할매, 산청 눈침 할매, 함평 눈침 할매들이 사용하는 민간요법적인 치료 방법이 있다. 영동 눈침 할매는 추풍령 눈침 할매로부터 철사를 사용하여 눈꺼풀의 위, 아래를 뒤집어 침으로 사혈을 긁어내는 방법을 전수받아 사용하고 있다. 주요 특징으로는 눈꺼풀에 끼는 사혈이 근본적으로 뇌에서 내려온다고 생각하여 두통, 안면마비, 중풍의 반신불수도 해소할 수 있다고 본다. 뇌에서 내려오는 사혈을 완전히 없애려면 6개월에서 1년 동안 지속적으로 치료를 받는 것이 필요하다고 한다. 치료 후 막힌 혈맥이 뚫려 추가적으로 눈에 쌓였던 노폐물이 흘러나오는데, 푹 자고 아침에 일어나 닦아내면 눈이 더욱 깨끗해지므로 저녁시간에 치료를 받는 것이 좋다.72)

산청 눈침 할매는 소금물에 끓인 후 볕에 말린 강아지풀을 사용하여 위아래 눈꺼풀을 뒤집어 거기에 끼어 있는 나쁜 피나 핏줄기를 살살 긁어내는 방법을 사용한다. 주요 특징으로는 만성결막염을 앓던 남편을 보고 우연히 가느다란 풀로 눈을 따주면 효과가 있을 것 같다는 영감이 떠올랐다고 한다. 시술해 보니 열흘 만에 눈의 핏발이 가시고 정상이 되었으며 결막염, 각막염 등 각종 눈병을 치료한다. 시술한 후에는 물을 끓여 식힌 후 천일염을 약간 풀어 매일 그 물로 눈을 자주 씻는다. 중한 안질일수록 다량의 어혈덩어리가 나온다.73)

---

72) 김석봉, 앞의 책, pp.333-46.
73) 산청군, 《약초와 민간요법 기행》, 산청군, 2009, pp.108-13.

함평 눈침 할매는 환삼덩굴을 사용하여 눈꺼풀의 위, 아래를 뒤집어 침으로 사혈을 긁어내는 방법을 시아버지로부터 전수받아 사용하고 있다. 주요 특징으로는 환삼덩굴의 까칠한 부분을 이용하여 눈꺼풀에 끼인 사혈과 염증을 살살 긁어 걷어내는데 시술 후 직접 조제한 가루약과 물약을 넣어준 후 10분 정도 누워서 안정을 취하게 한다. 백내장, 녹내장, 근시, 원시, 난시, 안구건조증 등의 질환 및 두통, 고혈압에 효과가 있었다고 하며 관절염, 간경화, 정맥류, 여드름, 심장병 등에도 효과가 있다고 한다. 어혈의 색깔이나 농도가 진단과 예후 판별의 관건이 된다.74)

어느 정도의 수련이 반드시 필요한 이와 같은 시술의 전승이 상당히 넓은 지역에서 지속적으로 이루어져 온 것으로 보아 그 전승에 대한 몇 가지 추론이 가능할 것이다. 눈침요법의 전승과정은 영동 눈침 할매가 추풍령 눈침 할매에게 배웠다는 것으로 보아 영동 황간, 추풍령 등의 지역에 이런 종류의 침술이 꾸준히 전해 내려왔다는 방증이 된다. 민간요법이 어떤 지역적 특성과 결합하여 전승되며, 시술도구 역시 환삼덩굴 줄기나 강아지풀처럼 지역 환경에서 쉽게 볼 수 있는 재료를 선택한다는 점도 한 증거가 된다.75)

다만 가족이나 스승의 전수 이외에 산청 눈침 할매의 경우 혼자 깨달은 셈인데, 민간에서 자생한 치료법에는 이런 상황의 개연성도 상존한다. 인간의 신체에 대한 감각을 예민하게 유지하고 주변의 환

---

74) 김석봉, 앞의 책, pp.345-55.
75) 박경용, 《한국전통의료의 민속지》, 경인문화사, 2009, pp.165-87.

경과의 긴밀한 상호작용을 관찰하는 상태에서라면 문득 떠오르는 심상이 하나의 치료 소재가 될 가능성이 있다고 사료된다.[76] 그러므로 눈침요법의 전승은 지역 전승, 가족 전승, 본인 개발의 세 가지로 귀결된다.

눈침요법은 《동의보감》에서 기록만으로 존재하다가 현재 한의원이 아닌 민간인에 의해서 실제기술이 전승되어 온 것이다. 특히 산청 눈침 할머니의 민간요법적 치료 방법은 현재 특허화되어 있지만,[77] 눈침 할머니들의 연령이 높아 기술이 언제까지 이어질지는 장담할 수 없다. 그래서 눈침이라는 민간요법을 하나의 국가적 의료 자산으로 보는 시각이 필요하다. 눈침요법은 한의학적 치료 방법에 근거하고 있는 시술 방법이고, 제도권 안으로 흡수되었을 때 국민에게 도움을 줄 수 있는 부분이 많을 것이다.

사실 대부분의 민간요법들의 활용은 시술의 과학적 검증이 제대로 이루어지지 않았기 때문에 위험성을 항상 안고 있다. 그러나 이는 현대의료 체제가 만든 높은 제도적 장벽이 크게 작용한 결과라고 할 수 있다. 우리가 민간요법을 사용하는 이유 가운데 하나는 복잡한 이론보다 간단한 시술로 높은 치료 효과를 나타낸다는 점이다. 더불어 접근이 편리하고 크게 비용이 들지 않는다는 이유 때문에 제도권 밖에서 명맥을 유지할 수 있었다고 해도 과언이 아니다.

---

76) 전종욱·하승록·이정화 외, 〈한국 눈침요법의 문헌 근거와 전승 현황 연구〉, 《한국의사학회지》 24-2, 2011, p.72.
77) 강아지풀 극침 및 그 제조 방법(특허번호 : 1013983290000).

이들 개개인의 기술과 역량으로 인해 접골사와 침구사, 약초사 제도가 체계를 갖춘다면 다행한 일이지만, 현실적으로는 의료체제 집단 간에 발생하는 경제적인 이익관계 때문에 독자적인 전문자격으로 갖추어지기는 많은 시일이 걸릴 것으로 예상된다. 그래서 민간요법사들에 대한 가장 현실적인 방안은 한의학의 하위범주로 직업군을 형성하는 것이다.

현재 서양의학에는 각각의 전문 의사들과 그 이외의 다양한 구성원이 있지만, 한의학에서는 각각의 전문 한의사 외에 대부분이 한약사와 간호사로 구성되어 있다. 이것만으로 서양의학과 한의학의 치료 능력에 대한 효율을 객관적으로 판단할 수는 없으나, 전문적인 치료를 요구하는 국민의 수요와 기대에는 부응하지 못하는 상황이다.

현재 대부분의 사람들이 바라는 의료는 '이용자가 중심이 되는 의료'이다. 다리가 부러지거나 다치게 되면 외과의사, 속이 아프거나 문제가 있으면 내과의사, 아이가 아프면 소아과의사 등 전문 분야의 의사를 찾게 된다. 또한 X-ray를 찍거나 물리치료가 필요할 때에는 방사선사나 물리치료사를 찾게 된다. 이처럼 서양의학은 전문 분야의 구성원이 중심이 되어 환자를 통제하고 치료를 담당하고 있는데, 이것이 곧 한의학에서 접골사와 침구사, 약초사와 같은 전문 직업군을 구성원으로 충원할 수 있는 근거가 된다.

다시 말해 사회가 분화되고 산업화하는 과정에서는 대체로 많은 직업이 새롭게 출현할 뿐만 아니라, 기존의 직업들이 세분화되는 경향이 있다. 그 가운데 일부 직업은 전문직을 자처하고 전문직으로서의 자격을 갖추기 위해 직업집단 차원에서 노력을 기울이고 있다. 때문에 현대 산업사회에서 직업의 세분화와 함께 전문화는 보편적인 현상이 되고 있다.[78]

이미 중국이나 미국, 독일, 일본 등 여러 나라에서는 자격제도를 통한 인적자원 개발을 중요한 국가 정책으로 인식하고, 각 정부는 세계의 흐름에 장·단기간으로 대응하기 위해 국가기술자격제도를 변화시키고 있다. 우리나라도 인적자원의 개발이 국가 경쟁력을 결정하는 핵심요인이라는 전제 아래, 국가자격제도의 개선을 위해 노력해야 할 것이다. 그러므로 한의사와 함께하는 구성원인 전문 접골사와 침구사, 약초사를 통해 의료체계를 정립하는 것도 하나의 방안이 될 것이라 생각한다.

② 민간요법의 전통적 지식과 치료 방법에 대한 데이터베이스화 방안

민간요법의 전통적 지식과 치료 방법은 과학의 도움을 받아 고부가가치를 지닌 신약으로 탈바꿈한 사례가 적지 않다. 가장 오래되고 대표적인 해열제인 '아스피린'의 경우에는 통증과 발열에 버드나무 껍질을 달여 먹던 경험에서 출발한 것이며, 관절염 치료제로 각광을 받고 있는 천수근은 아프리카에서 널리 사용되고 있는 민간요법 가운데 하나이다.[79]

세계 여러 나라의 민간요법이 외국인이나 제약회사에 의해 의약

---

78) 전병재·안계춘·박종연 공저, 《한국사회의 전문직업성 연구》, 나남출판, 1995, p.21.
79) 《충청투데이신문》, 2014. 2. 20.

품이나 치료법으로 재탄생하는 사례는 이뿐만이 아니다. 타미플루의 원료로 쓰인 스타아니스는 팔각(八角)이라고 불리는 중국의 자생식물로써 오래 전부터 중국 4개의 지역에서 약으로 사용해 온 식물이다. 그러나 현재 중국은 이에 대한 권리를 주장하지 못하고 있다. 이를 개발한 다국적 제약회사인 로쉬는 수년 전부터 이 식물을 포함해 세계 여러 나라의 민간요법을 조사하고 기록해 두었고, 신종플루가 대유행 단계에 들어서면서 수년 동안 축적한 데이터를 분석한 끝에 스타아니스가 효과가 있다는 것을 밝힘으로써 이에 대한 권리를 확보하였기 때문이다.[80] 중국이 이러한 특정 식물을 이용한 민간요법의 전통적 지식을 문헌으로 남겨놓았다면 사정은 달라졌을 것이다.

2010년 체결된 나고야 의정서는 생물자원을 활용해 생기는 이익을 공유하기 위한 지침을 담은 국제협약이다. 구체적으로는 유엔환경계획의 일환으로 체결된 생물다양성협약과 전통적 지식에 대한 지적재산권 보호를 목적으로 각국 정부 간 합의 결과 등이 함께 어우러져 탄생한 새로운 개념의 이익 공유 시스템이다.[81]

즉 여러 나라 민간요법의 전통적 지식이나 치료 방법으로 사용된 버드나무와 천수근, 팔각 등에서 유효성분을 추출해 특허를 받았다면, 지금까지는 상대국에 지불해야 할 로열티가 없었지만 앞으로는 특허를 얻기 위해서 상대국과 협상을 해야 한다는 것이 주요한 내용이다. 현재는 나고야 의정서가 발효됨으로써 앞으로 각 나라의 전통

---

80) 《시사저널》, 2010. 3. 16.
81) KBS, 2015. 4. 9.

적 지식에 기반을 둔 제품을 판매하는 경우 반드시 그 전통적 지식 보유국에 이익의 일부를 환원해야 한다는 규정이 있다.

그러나 민간요법의 전통적 지식과 치료 방법이 우리 고유의 것임을 증명하기 위해서는 단순한 주장만으로는 가능하지 않다. 민간요법의 전통적 지식과 치료 방법을 보호하기 위해서는 세계지식재산권기구와 UNESCO, 세계무역기구 등에서 인정하는 정기 간행물이나 논문, 세미나 등에 기록으로 남겨 두거나 전통적 지식 데이터베이스에 등재되어야 한다. 빠른 시일 안에 우리 민간요법의 전통적 지식과 치료 방법에 대한 데이터베이스를 확보해야만 외국의 연구진이 우리 고유의 민간요법을 바탕으로 한 특허를 획득하여도 우리의 권리를 주장할 수 있기 때문이다. 민간요법의 전통적 지식과 치료 방법에 대한 국제적인 경쟁이 치열해진 상황에서 우리 고유의 치료법에 대한 데이터베이스 확보는 그만큼 중요해졌다.

이미 인도, 중국, 브라질 등 전통적 지식이 발달한 국가에서는 자국의 전통적 지식을 보호하기 위해 그에 대한 데이터베이스를 구축하고 문서화되지 않은 것들을 문서화하고 있다.

인도는 자국의 전통의학인 아유르베다에 관하여 세계지식재산권기구에 있는 아날로그 형태의 자료를 디지털자료로 변환하여 온라인 검색이 가능하게 하였다. 아유르베다의 전통적 지식에 관한 자료는 이미 기원전 12세기에 산스크리트어로 작성되었는데, 아날로그 형태의 자료는 쉽게 눈에 띄지 않는 출판물이기 때문에 심사관에게 정상적으로 확인될 수 없어, 온라인 검색을 가능하게 하여 선행기술로

판단하는 데에 어려움이 없도록 하였다.[82]

민간요법의 전통적 지식을 공개하는 경우에는 다음과 같은 고려 사항을 검토해야 할 것이다. 첫 번째, 민간요법의 전통적 지식에 대한 명확한 공개일을 확보해야 한다. 신규성·진보성 판단의 시간 기준은 정보의 공개일로, 출판물 또는 네트워크에 자료를 공개하는 경우에 이를 명확히 표시하여야 한다. 최근에는 온라인을 통하여 자료를 활용할 수 있도록 하는 것이 일반적이다.

두 번째, 민간요법의 전통적 지식을 공개할 때 공개 내용과 용어를 명확하게 사용해야 한다. 민간요법에는 어떠한 전통적 지식이 있다는 점만을 공개하는 것이 아니라 공개 내용은 연원이나 치료 방법, 치료효과 등을 자세히 기록하여 실현하는 데 중요하게 작용할 수 있어야 할 것이다. 주로 구전되거나 원문으로 기록된 자료를 옮겨 놓는 경우가 대부분이지만, 다양한 언어로 번역될 수 있다는 점을 감안하여 용어와 공개 내용을 명확히 해야 할 것이다.

세 번째, 민간요법에 대한 전통적 지식을 널리 알리는 수단으로는 인터넷이나 정보통신망을 이용하는 방법이 있다. 다만 현재에 있는 아날로그 자료를 디지털 자료화할 때의 경비를 감안해야 하겠지만, 미래세대에 전해질 우리 고유의 전통적 지식이기 때문에 디지털화하는 방안이 충분히 고려되어야 할 것이다.

네 번째, 전통적 지식 공개를 통해 고유의 민간요법이 자연스럽게

---

82) 고광국, 〈전통지식의 지적재산권보호〉, 충남대학교대학원 박사학위논문, 2006, p.193.

보호를 받을 수 있게 된다는 점을 감안하여 자세한 기록을 남겨야
한다. 이는 민간요법에 대한 전통적 지식의 공개는 인터넷의 자료나
서적으로 남겨짐으로써 저작권법의 규정에 따라 보호되기 때문이다.

이처럼 민간요법의 전통적 지식과 치료 방법을 지식재산권의 관
점에서 보호할 수 있다면 국내외에 도용된 우리의 전통적 지식을 다
시 되찾을 수 있다. 예를 들어 인도의 심황은 수천 년 동안 지역 주
민들이 상처 및 발진을 치료하는 데 사용된 식물로서, 인도에서는
전통적인 민간요법으로 알려져 있다. 하지만 1995년에 미국 특허청
은 미시시피 대학 메디컬 센터 소속의 인도계 연구원에 의해 특허를
부여하였다. 이 특허에 대하여 인도 정부와 주민들은 심황의 상처
치유 기능이 인도에서 이미 널리 알려져 있는 것으로 새로운 발명이
아니라는 사실을 들어 특허에 이의를 제기하였다. 심황이 사용된 문
헌자료와 발표된 논문 등을 통해 전통적으로 사용되어 왔다는 것을
입증함으로써 1998년에 미국 특허가 취소되었다.[83]

인도의 대표적인 음식인 카레의 주원료는 생강과에 속하는 울금
이다. 향과 색이 독특한 이 식물은 향신료뿐만 아니라 상처 치료제
로도 쓰였다. 이점을 착안한 미국 미시시피 대학은 1997년 울금의
특성에 대해 특허를 내려고 하였으나 인도 농업연구회가 미국 법원
에 소송을 제기한 끝에 특허 취소 결정을 얻어냈다.[84]

님나무의 치료법은 인도에서 널리 알려진 전통적 지식으로 피부

---

83) 정명현, 앞의 논문, p.24.
84) 《시사저널》, 2010. 3. 16.

병과 같은 질병이나 살충제로 사용되어 왔다. 이 또한 1985에 미국에서 특허를 받았고 1995년에는 유럽에서도 특허를 인정하였다. 하지만 인도정부는 님나무의 의학적 사용이 인도의 전통적 지식 가운데 하나임을 강력하게 주장하였으며, 인도의 농업회사는 이미 수년 전부터 님나무 특허 출원과 같은 용도로 사용하고 있었다는 사실을 밝힘으로써 특허의 선행기술이 이미 존재함을 입증하였다. 그래서 유럽 특허청에서는 2000년에 특허가 취소되었다.[85]

다른 나라의 예로 아마존 열대 우림에서 자생하는 아야후아스카는 수세기 동안 치료사와 종교 지도자에 의하여 아마존 전 지역에서 질병을 치료하기 위해 사용된 식물이다. 많은 토착 아마존 종족들은 그 식물을 그들 종교의 신성한 상징으로 간주하였으나, 1986년에 미국의 과학자 겸 기업가인 로렌 밀러가 아야후아스카 덩굴의 추출물에 관하여 미국 특허를 취득하였다. 특허를 받은 사실을 알게 된 남미의 400여 명 이상의 토착종족과 그룹을 대변하는 지도자들은 "우리의 조상은 이 약에 관한 지식을 배웠고 우리는 이 지식의 소유자이다"라고 항변하며 1999년에 특허에 관한 취소신청을 하였다. 미국 특허상표청은 신규성이 부족하고 야생으로 발견되며 원주민에게 예부터 사용되어 온 신성한 식물이 사유재산이 되어서는 안 된다는 이유로 아야후아스카 특허를 취소하였다.[86]

이와 같이 해외에서 타국의 민간요법을 도용하여 특허를 내는 사

---

85) 정명현, 앞의 논문, p.26.
86) 고광국, 앞의 논문, pp.137-8.

례를 방지하기 위해 먼저 민간요법에 대한 전통적 지식재산권이 국내에서 적용되어야 한다. 그러나 현재 국내에서는 전통적 지식의 정의에 대해 상당 기간 동안 논의되었음에도 불구하고 지금까지 합의점을 찾지 못하고 있다. 또한 지식재산권이 적용될 수 있는 전통적 지식의 범주도 설정하지 못한 상황이다.

그러나 민간요법에 대한 전통적 지식을 지식재산권으로 적용할 수 있도록 지속적인 노력은 필요하다. 이는 우리 고유의 민간요법에 대한 전통적 지식의 가치와 기술을 보존하는 것이기 때문이다. 또한 다수에 의해 공유되는 전통적 민간요법에 대하여 발생하는 경제적 이익은 사회구성원 전체의 이익으로 환원될 수 있으며 전통 민간요법의 보전을 위해 다시 활용될 수 있기 때문이다.

전 세계적 의학산업의 발달 속에 현대의학과 민간요법, 보완대체의학의 경계는 무너지고 있다. 우리나라가 이를 어떻게 조화시키느냐에 따라 의학 산업이 발전하고 의료 선진국이 되는가가 결정될 것이다. 현대사회에서 민간요법의 전통적 지식과 치료 방법은 신약 개발이나 신소재 개발, 대체 식량자원 발굴의 토대가 된다는 사실을 고려할 때 현재 우리가 사용하고 있는 민간요법의 전통적 지식과 치료 방법을 어떻게 관리해야 하는지는 분명하다. 민간요법의 의료체계 편입에 대한 작업은 개인과 민간단체뿐만 아니라 국가차원에서 보호와 육성이 시급하다.

3. 민간요법의 무형문화유산화

민간요법에 대한 법적 보호의 측면에서 민간요법은 전통 무형문화유산의 하나로 간주될 수 있다. 세계적으로는 국제조약을 통해 세계 여러 나라의 유·무형 전통적 지식을 보호하기 위해 다양한 논의가 진행되고 있다. 특히 1990년대 말부터 전통적 지식이나 문화와 관련된 지식재산권의 쟁점들이 세계지식재산권기구, UNESCO 등을 중심으로 논의되어 왔으며, 국가 간에는 세계무역기구와 같은 협약을 통해 지식문화에 대한 논의가 이루어졌다. 이에 따라 국내외적으로 제기되고 있는 전통적 지식을 무형문화유산의 범주에 포함하므로 문화재보호법을 중심으로 한 전통적인 규범체계가 새롭게 조명받고 있다.

우리나라에서 전통문화를 무형문화재로 지정하기 시작한 것은 1960년 이후 산업화와 도시화, 서구화로 사라지는 무형의 문화를 보존하기 위해서였다. 국가에서는 전통유물 이외에 구전 전통, 공연 예술, 사회적 관습, 의례, 축제 행사, 자연과 우주에 대한 지식과 관습, 전통 공예기술 등을 '무형문화유산'으로 제정하여 법적으로 보호하였다. 이는 민족문화의 맥을 잇고 사라져가는 전통문화 가운데에서 보존할 가치가 있는 무형 문화재를 지정하여 보존·전승시킴으로써 새로운 문화가 창조될 수 있는 기반을 조성하여 국민의 문화수준 향

상에 기여하기 위함이다.[87]

전통적 지식은 전통을 토대로 한 산업과 과학, 생태, 문화예술 등의 분야에서 사람들의 지식활동 결과로 생성된 '무형의 지식체계'를 지칭하는 개념으로 정의되고 있다. 하지만 '무형'의 지식은 거의 대부분 '유형'의 문화유산을 매개로 하고 있다. 그러므로 전통적 지식의 자원은 우리가 흔히 문화유산이라고 부르는 유·무형의 전통자원 또는 향토자원 가운데 무형의 전통문화자원의 지식체계와 관련된 것으로, 법적 보호를 받을 수 있는 대상을 우선시하는 개념이라고 할 수 있다.[88]

우리나라 국립국어원 표준국어대사전에서는 '무형문화유산'을 정의하고 있지 않다. 다만 무형, 문화, 유산 및 문화유산으로 각각 정의하고 있다. '무형(無形)'은 형상이나 형태가 없음을 의미하며 '무체(無體)'라고도 한다. '문화(文化)'는 자연상태에서 벗어나 일정한 목적 또는 생활 이상을 실현하고자 사회구성원에 의하여 습득, 공유, 전달되는 행동양식이나 생활양식의 과정 및 그 과정에서 이룩한 물질적·정신적 소득을 통틀어 이르는 말로서, 의식주를 비롯하여 언어, 풍습, 종교, 학문, 예술, 제도 등을 포함한다. '유산(遺産)'은 앞 세대가 물려준 사물 또는 문화라고 정의하고 있으며, '문화유산(文化遺

---

87) 문화재관리국, 유네스코한국위원회,《무형문화재 보존을 위한 제방법론 : 무형문화재 보존방법론 개발 국제정책회의 보고서》, 문화재관리국, 유네스코한국위원회, 1996, p.123.
88) 양정미,〈무형문화유산의 지식재산권 보호방안 연구〉, 한서대학교 석사학위논문, 2013, p.11.

3. 민간요법의 무형문화유산화   223

産)'은 장래의 문화적 발전을 위하여 다음 세대 또는 젊은 세대에게
계승·상속할 만한 가치를 지닌 과학, 기술, 관습, 규범 등의 민속사
회 또는 인류사회의 문화적 소산으로서 정신적·물리적 각종 문화재
나 문화 양식을 모두 포함한다고 정의하고 있다.[89] 그러므로 무형문
화유산이란 유형의 문화유산을 제외한 것으로 다음 세대에게 계승·
상속할 만한 가치를 지닌 기술, 관습, 규범 등의 민족·사회 또는 인
류의 문화적 소산으로서 무형문화재 또는 그 정신적 소산을 가리키
는 것으로 볼 수 있다.

문화재보호법은 무형문화재를 전통적 공연·예술, 공예, 미술 등에
관한 전통기술, 한의약, 농경·어로 등에 관한 전통적 지식, 구전 전
통 및 표현, 의식주 등 전통적 생활관습, 민간신앙 등 사회적 의식,
전통적 놀이·축제 및 기예·무예 등 무형의 문화적 소산으로 역사적·
예술적 또는 학술적 가치가 큰 것으로 정의하고 있다.[90] 현행 법률
에서는 '무형문화재'가 무형문화유산의 범위에 속하므로, 무형문화유
산과 전통적 지식의 개념과 범위가 상당히 중첩되고 있다. 2015년
현재 우리나라의 무형문화유산은 총 18종목이 UNESCO의 세계무형
문화유산에 등재되어 있으며 이는 다음과 같다.

---

89) 국립국어원 표준국어대사전.
90) 문화재보호법 제1장 제2조.

〈표-14〉 유네스코 등재 우리나라 무형문화유산

무형문화유산	등재연도	무형문화유산	등재연도
종묘 및 종묘제례악	2001	대목장	2010
판소리	2003	매사냥	2010
강릉단오제	2005	택견	2011
강강술래	2009	줄타기	2011
남사당놀이	2009	한산모시짜기	2011
영산재	2009	아리랑	2012
제주 칠머리당 영등굿	2009	김장	2013
처용무	2009	농악	2014
가곡	2010	김장	2015

세계적으로 공인받은 우리나라의 전통 무형문화유산의 대부분은 축제와 제례, 전통 무속과 관련되어 있으며 생활 속의 노래나 활동, 풍속 등이 다수이다. 활동적 기능과 예술성이 접목된 축제나 생활의 독특한 문화들이 세계무형문화유산으로 인정을 받은 것이다.

이와 같은 무형문화유산은 다음과 같은 특성을 지닌다.

첫째, 무형문화유산은 유산을 창조하고, 유지하며, 선수하는 공동체나 집단 혹은 개인을 기반으로 하고 있으며, 이러한 공동체가 인정하지 않는다면 어느 누구도 특정 표현물이나 관습을 이들의 유산이라고 할 수 없다.

둘째, 무형문화유산은 기본적으로 공동체 속에서 생겨난 것으로서 공동체의 다른 사람들이나 다음 세대 혹은 다른 공동체로 전수되는 지식, 전통, 기술 그리고 관습의 보유자에 의해 좌우되는 것이다.

셋째, 무형문화유산은 한 세대에서 다음 세대로 전해지며, 그

환경에 적응해 거듭 변화한 것이다. 그리고 우리가 정체성과 연속성을 인식하도록 하는 데 이바지하고, 현재를 과거와 미래로 연결하는 고리 역할을 한다. 또한 사회적 결속에 기여하여 개인은 하나 또는 여러 공동체의 일원이 되고 나아가 전체 사회의 일부라는 인식을 갖도록 정체성과 책임감을 강화시킨다.

마지막으로, 무형문화유산은 과거 전통으로부터 물려받은 것뿐만 아니라 다양한 문화집단이 참여하는 오늘날의 농촌 및 도시 문화의 관습을 나타낸다.91)

이처럼 무형문화유산은 집단 구성원 스스로가 자신의 문화로 인정하는 공동체성을 갖고, 특정 집단 구성원들의 전통적 지식, 기술, 관습에 관한 전형적인 것으로서 대표성을 가진다. 그리고 무형문화유산은 집단 구성원에게 동질감을 심어주고 사회적 통합에 기여하는 포괄성을 가지는 전통적이고 동시대적이며 살아있는 것이다.

위와 같은 무형문화유산에 대한 인식은 전통 민간요법에 대한 인식과 동일하다. 따라서 UNESCO의 세계무형문화유산에서는 세계 여러 나라의 민간요법에 대한 전통적 지식과 치료 방법 등이 등재되어 있다. 민간요법의 약리적인 요법의 범주에서는 볼리비아의 칼라와야족 안데스 세계관(전통의술)이 2008년에 지정되었으며, 주술적 요법의 범주에서는 콜롬비아의 유루파리 재규어 샤먼의 전통지식이 2011년, 말라위의 빔부자 치유 의식 춤이 2008년에 세계무형문화유산으로 지정되었다.

---

91) 함한희 엮음, 《무형문화유산의 이해: 전승·보전 그리고 인벤토리》, 전북대학교 20세기 민중생활사연구소·문화재청, 2012, p.14.

구체적으로 볼리비아 칼라와야족의 안데스 세계관(2008)은 조상 대대로 전해오는 의술과 관련된 것이다. 칼라와야는 '의사의 땅' 또는 '의약의 성지에서 온 본초학자(本草學者)'라는 뜻이며, 치료 방법은 종교적 신념과 밀접하게 결부된 의례 지식체계와 동물성·광물성·식물성 약재를 이용한 약물요법 등이 있다. 특히 "남성으로만 이뤄진 순회 치유사는 의학적·약리학적 지식을 이용하여 환자를 치료한다. 칼라와야족 치유사들은 전승과 견습이라는 종합시스템에 의해 의술을 전수받는데 이때 순회 치유는 중요한 역할을 한다." 순회 치유는 "칼라와야족 치유사들이 광범위하고 다양한 생태계를 직접 접할 수 있는 기회이며 이 기회를 통해서 약용 식물에 대한 지식을 쌓는다. 칼라와야족이 살고 있는 지역은 세계에서 식물성 약재가 가장 풍부한 곳"으로 약 980여 종이 분포되어 있다.

"칼라와야족의 이와 같은 고유한 전통적 지식은 수세기에 걸쳐 아버지에서 아들에게로 구전되어 왔다. 그러나 최근 칼라와야족의 전통적 생활 방식은 문화접변에 따른 소멸 위협을 받고 있으며, 칼라와야족이 간직한 특별한 의학 지식체계도 함께 소멸될 위험에 처해 있다." 특히 주요 제약회사가 추진하는 정책은 부정적 영향을 미치고 있어서 칼라와야 원주민 지역사회의 전통문화를 보전하기 위한 법적 보호장치 마련이 시급하다.[92]

콜롬비아의 유루파리 재규어 샤먼의 전통지식(2011)은 동남부 콜

---

92) 유네스코와 유산(유네스코 한국위원회), "[볼리비아] 칼라와야족의 안데스 세계관 〈http://heritage.unesco.co.kr/ichs/andean-cosmovision-of-the-Kallawaya〉, (2017.12.13.)

롬비아에 거주하는 많은 소수민족이 공유하는 무형유산이다. 주술사들은 전통적 지식과 각종 의식을 이용하여 질병을 치료하고 주변 자연환경에 활력을 불어 넣는다. "샤먼의 영적 에너지와 전통적 지식은 전능하고 신비한 유루파리로부터 상속받은 것이라고 여겨진다. 유루파리는 옛날에 사람으로 살았던 아나콘다로서, 나중에 유루파리는 신비한 야자나무로 만든 '신성한 나팔'이라는 구체적 형상으로 남는다고 믿었다. 각 부족은 그들만의 유루파리 나팔이 있으며 나팔은 엄격한 '에 비키(Hee Biki)' 의식에서 중요한 역할을 한다. 에 비키 의식을 치르는 동안 부족민의 건강과 영토를 수호하기 위한 전통적 규범은 성인식의 한 부분으로서 남자아이들에게 전해지며, 양육·잉태·요리에 관한 전통지식은 여성들에게 전수된다."[93]

말라위의 빔부자 치유 의식 춤(2008)은 "말라위 북부 툼부카인들 사이에 잘 알려진 치유의 춤이다. 이것은 아프리카 반투어를 사용하는 지역에서 발견되는 치유 전통인 느고마(ng'oma)가 표현된 중요한 전통이다. 이 전통을 금지하고자 하는 수년간의 시도에도 불구하고 '고통의 북'을 뜻하는 느고마는 오랜 역사 속에서 살아남아 원주민의 기초 의료체계로 자리 잡았다(…) 환자는 노래와 북의 연주에 따라 스스로 병을 치유하기 위해 춤을 출 수 있으며, 이것은 강력한 치유의 체험이 된다. 이 치유 의식에 쓰이는 다양한 레퍼토리의 노래와

---

93) 유네스코와 유산(유네스코 한국위원회), "[콜롬비아] 유루파리 재규어 샤먼의 전통지식 〈http://heritage.unesco.co.kr/ichs/traditional-knowledge-of-the-jaguar-shamans-of-yurupari〉, (2017.12.13.)

복잡한 북 연주, 다양한 춤은 툼부카인들의 풍부한 문화유산으로 발전하였다."94)

이처럼 UNESCO의 세계무형문화유산에서는 세계 여러 나라의 약리요법과 주술요법 부문이 혼합된 민간요법적 치료 방법을 무형문화유산으로서 보호하고 있다. 칼라와야족의 안데스 세계관, 유루파리 재규어 샤먼의 전통지식, 빔부자 치유 의식 춤은 우리의 약리요법과 주술요법이 같은 범주에 포함될 수 있다는 것을 시사한다.

우리나라에서도 이와 같은 환자의 치료를 위한 민간요법의 주술적 요법은 여러 지역에 분포되어 있으며 국내 및 전세계적인 전통무형문화유산으로 등재가 가능하다. 주로 '치병(治病)굿', '환자굿', '중천굿', '별상굿', '우환굿' 등으로 불리며, 지역별로 분포되어 있는 주술적 요법의 종류와 목적은 다음과 같다.

〈표-15〉 지역별 주술적 요법의 종류와 목적95)

지역	명칭	목적
서울/경기	병굿	치병
	푸닥거리	정신적 치유
충남	객귀물림	정신적 치유, 치병
	앉은굿	치병
강원도	우환굿	치병
영남	별상굿	신체적 치유

---

94) 유네스코와 유산(유네스코 한국위원회)," [말라위]〈http://heritage.unesco.or.kr/ichs/ vimbuza-healing-dance〉,(2017.12.13.)

95) 선미경, 〈병굿의 무용치료적 기능에 관한 연구: 두린굿을 중심으로〉, 이화여자대학교 대학원 석사학위논문, 1990, pp.32-8.

	명인거리	신체적 치유
	광인굿	정신적 치유
황해도	산거리	치병
	별상굿	천연두
	허두굿	정신적 치유
	도깨비굿	정신적 치유
	화전굿	정신적 치유
	태송굿	치병
전라도	중천굿	신체적 치유
	명두굿	정신적 치유
호남	병굿	정신적 치유
	우환굿·환자굿	망인천도
	중천굿	치병
	사제맥이	치병
	명두굿	치병
경상도/동해 안	별상굿	신체적 치유
	광인굿	정신적 치유
제주도	푸다시	정신적 치유
	마누라배송	신체적 치유
	넋들임	정신적 치유
	비념	정신적 치유
	미친굿	정신적 치유
	영감놀이	정신적 치유
	칠성새남	신체적 치유

이와 같이 질병을 악귀의 침입으로 여겨 이를 퇴치하고자 하는 주술적인 요법은 크게 악귀를 쫓아내기 위한 축귀(逐鬼)와 각종 음식과 공물을 바쳐 귀신을 달래고 극진히 대접하여 물러가게 하는 방법으로 나뉜다.

예를 들어, 충청도 '앉은굿'은 대수대명(代數代命), 검무(劍舞), 착귀매지(捉鬼埋地), 화전치기 등의 형태로 전승되고 있다. 대수대명(代數代命)은 병인을 짐승에게 전이시키는 주술행위이며, 검무(劍舞)는 도검(桃劍)을 휘둘러 병인을 무력화시키는 주술행위, 착귀매지(捉鬼埋地)는 병인을 잡아 가두어 땅에 묻는 주술행위, 화전치기는 불을 쏘아 환자의 몸으로부터 병인이 나오도록 하는 주술행위이다.[96]

제주도의 '푸다시'는 환자의 몸에 잡귀가 침입하여 병이 났다고 보고, 이 잡귀를 쫓아내기 위하여 심방이 벌이는 굿이다.[97] '마누라 배송'이란 천연두를 마누라라고 하는데, 옛날에는 천연두를 치료하지도 못하고 얼굴이 얽어드는 것을 신의 조화(造化)라고 여겼다. 이 천연두에 걸리면 다른 굿처럼 굿을 하고 이 신을 대접하여 내쫓은 것을 말한다.[98]

'두린굿'이라고 불리기도 하는 제주도의 '미친굿'은 질병이나 재앙의 원인이 되는 사악한 신령을 협박하여 쫓아내는 축귀의례(逐鬼儀禮)의 일반 병굿과는 다르다. 협박구축이 이루어지지 않을 경우 곱게 달래어 대접하고 제거해 보려는 굿으로, 제주도 무의식의 협박구축의례(脅迫驅逐儀禮)에 속하는 작은 굿이다. 이 미친굿은 치병의례 중에 환자 자신이 직접 춤을 추어 치료하는 형태로, 미친 자의 병을 치료하는 무의(巫儀)의 의미가 있다. 환자에게 정신 이상이 생긴 것

---

96) 안상경, 〈충청도 병굿의 문화산업화 진단〉, 《어문연구》 82, 2014, pp.138-40.
97) 장애심, 〈濟州道 巫俗祭 祭物의 民俗學的 연구〉, 이화여자대학교 대학원 석사학위논문, 1977, p.18.
98) 장애심, 앞의 논문, p.26.

은 어떤 사악한 원령(怨靈)이나 신이 빙의되었기 때문이라고 보고, 그 신령을 환자로부터 제거하여 쫓아버리는 데 목적을 두고 있는 것이다.99)

그 외에도 일상적인 질병들은 부적을 태워 마시거나 죽 쑤어버리기와 같은 약물법과 제웅을 만들어 병을 옮겨가기를 기원하고, 환자의 거처를 옮기는 등 질병에 따라 다양한 주술적 치료행위가 이루어졌다.

이처럼 병굿은 병인과 성향을 달리하는 초자연적·초인격적 존재와 접촉하는 방법으로 치유의 효과를 거두는 굿이기 때문에 격렬한 치병주술이 매우 직접적으로 표출된다. 오늘날에는 무당이나 박수, 일부 법사가 전통 치병주술의 맥을 잇고 있다.

환자를 치유하기 위한 전통적 주술요법은 현대의학의 관점에서는 비과학적으로 보인다. 그러나 현대인이 과학의 신비스러운 힘에 사로잡혀 약품들과 첨단 기술, 방사능으로 만든 자기영상, 유전 공학 등이 모든 환자들의 질병을 치료할 것이라고 굳게 믿는 것과 같이, 과거에는 주술적 신비스러움으로 민간요법이 환자를 치료할 수 있다는 굳은 신념이 있었으며 이러한 확신과 간절함은 그 어떤 치료보다 더 큰 효과를 나타내는 경우도 있었다.100)

의학기술이 발달하지 않았던 과거에는 병의 원인을 알 수 없는 경

---

99) 백선희, 〈한국 샤머니즘(巫)과 민속춤의 치유성에 관한 연구〉, 《한국언어문학》 14, 2010, p.45.
100) 멜빈 코너 지음/소의영 외 옮김, 앞의 책, p.34.

우가 대부분이었고 일차적인 약이요법이나 물리적 요법이 도움이 되지 않을 경우 주술요법이 행해졌다. 주술요법은 집단적 무의식의 공유를 통하여 신령스런 권능이 환자의 병을 치료한다는 확신을 주었다. 이는 만성질환과 불치병 등에 대한 불안을 사라지게 하고 치유에 대한 믿음과 심리적 안정을 주는 위약(僞藥)에 커다란 효과가 있었다. 왜냐하면 건강회복에 대한 환자의 믿음은 그 어떤 치료보다 질병을 완치하는 데 가장 중요한 요소 가운데 하나이기 때문이다. 또한 사용되었던 제례 형식이나 예술 형식 및 주문이나 비방 등은 우리나라 전통 무형문화로서 소중한 문화적 가치를 지닌다.

우리의 주술요법 및 민간요법의 전통적 지식과 치료 방법은 무형문화유산으로서 보호를 받을 수 있으며, 특히 무속적 치유방법이나 개인이 활용하는 주문과 같은 주술적인 요법은 무형의 지식이므로 무형문화유산으로 등재하여 보호하는 것이 타당하다.

전통에 의한 무형 지식과 기술, 관습 등이 혼합된 민간요법은 종사자나 환자들의 구성원 스스로 하나의 의료문화로 인식하고 있다. 그러나 민간요법의 무형문화유산 지정에는 지식재산권과 전통문화유산에 대한 규범체계의 마찰로 인한 문제를 안고 있다. 공동체의 유산으로서 특성을 가지는 무형문화유산을 사적 재산권의 특성을 갖는 지식재산권으로 보호하고자 할 때에는 필연적으로 몇 가지 문제점이 발생하기 때문이다.

〈문화재보호법〉에는 "문화재를 보존하여 민족문화를 계승하고, 이를 활용할 수 있도록 함으로써 국민의 문화적 향상을 도모함과 아울러 인류문화의 발전에 기여함을 목적으로 한다"고 명시하고 있다.[101] 그래서 민간요법에 대한 전통적 지식이 문화재보호법의 범주에 포함된다면 모든 국민이 함께 사용할 수 있는 공유문화의 개념이 된다.

반면에 지식재산권은 "무형의 재산적 이익, 즉 저작·발명 등의 정신적·지능적 창조물을 독점적으로 이용하는 것을 내용으로 하는 권리이며 지식소유권이라고도 한다". 이에 따르면 민간요법에 대한 전통적 지식이 지식재산권의 범주에 포함된다면 이를 저작·발명한 자와 단체가 이를 독점할 수 있다는 해석이 가능하다. 따라서 퍼블릭 도메인의 영역과 사적 재산권의 영역에 대한 경계의 설정 및 사적 재산권을 인정할 경우 그에 대한 권리의 주체, 또는 수혜자를 누구로 하고 권리 행사는 어떻게 할 것인가의 문제가 발생할 수 있다.

이러한 문제점을 절충할 수 있는 지식재산권과 무형문화유산 보호에 가장 효율적인 제도는 '상표권' 관련 제도라고 할 수 있다. 특히 원산지와 관련된 유형지식재산권 제도와 무형문화유산 및 전통문화표현물은 지리적·인적 환경요인에 대한 특수성 측면에서 유사점을 가지고 있다. 물론 무형문화유산 및 전통문화표현물이라는 것이 다양한 형태를 가지고 있기 때문에 어떤 하나의 규범으로 보호할 수 있는 것은 아니다. 그러나 원산지 관련 지식재산권 제도는 무형문화유산 또는 전통문화표현물 보호에 비교적 긍정적으로 적용할 수 있다. 무형문화유산 또는 전통문화표현물의 '무형'과 '기술의 장인적

---

101) 문화재보호법, 제1장 제1조.

전승'이라는 속성과 관련하여 볼 때, 상표권은 무형문화유산 및 전통
문화표현물 보유자들의 전통문화기능과 그 표현물을 영속적으로 보
호하는 장점을 충분히 가지고 있다. 상표, 단체표장, 증명표장, 지리
적 표시와 같은 시스템을 통하여 보호요건을 갖추기만 하면 갱신 등
을 통해 영구적으로 보호받을 수 있기 때문이다.102)

그러나 전통적 지식에 대한 지식재산권과 무형문화에 관한 세계
적인 논의는 이와는 다르다. 국제기구인 UNESCO는 무형문화유산이
무형지식이라는 기능의 발달에 따라 지식이 변화하고 개인 간, 집단
간에 공유되는 성격을 지니고 있다는 사실 때문에 이것이 지식재산
권법 체계에 적합하지 않다고 평가하였다. 전통적 무형지식 보호와
관련한 이와 같은 주요 쟁점의 합의 및 무형지식의 유형이나 범위
등 그 개념 정립을 위하여 아직 해결되지 않은 과제가 많이 남아 있
다. 이는 유형의 문화를 보존하는 데 중점을 두는 지식재산권이 살
아 있는 창조적 전통인 무형문화유산을 보호하기에 적절하지 않을
수도 있기 때문이다.

UNESCO와 함께 오래 전부터 무형문화유산의 중요성을 강조하고
있는 국제기구는 세계지식재산권기구이다. 다만 세계지식재산권기
구에서는 기구의 성격에 맞게 무형유산보다 작은 개념인 '전통적 지
식'을 보호논의의 중심에 두고 있다. 세계지식재산권기구는 1967년
정신적 산물의 사용과 보호의 촉진을 목적으로 발족하였다. 그러나
전통적 지식의 남용과 권익 침해 등 지식재산권과 관련한 분쟁이 심

---

102) 이철남, 앞의 논문, pp.206-7.

해지자 1998년부터 전통적 지식의 규명을 위해 무형문화유산에 대한 조사와 연구를 실시하여,[103] 2001년부터는 전통적 지식 소유권 인정과 지식재산권 문제를 집중적으로 논의하고 있다. 이는 무형유산에 대한 관심과 보호에 대한 논의가 재산권과 이익분배의 문제로까지 확산되었기 때문이다.[104]

세계지식재산권기구에서는 포괄적 의미를 지닌 무형문화유산이라는 개념 대신 전통적 지식과 전통문화표현물을 개별적으로 분류한다. 이를테면 몇몇 국가들은 전통문화표현물과 전통적 지식을 하나의 법률로 보호하기도 하지만, 그 이외의 국가들은 두 개의 영역을 별도의 법적, 정책적 도구들을 통해 보호하고 있다. 또한 몇몇 규정은 생물다양성 관련 전통적 지식이나 토착 예술 및 공예와 같은 특정한 분야를 다루기도 한다. 이러한 법률들의 목적과 원칙은 전통적 지식의 다양한 선택사항들을 인정하면서 전체적 접근형식을 가능하게 하는[105] 측면이 있지만, 무형문화유산의 범위가 분할되면서 여러 개념으로 나누어지는 복잡함을 내포한다.

이는 다양한 전통적 지식을 하나로 포괄하기 힘든 성향으로 인해 전통적 지식을 일정 범주에 한정시킨다면, 범주에 포함되지 않는 지식이 사라지는 결과를 초래할 수 있기 때문이다. 하지만 전통적 지식에 대한 개념 정의가 보호의 대상 및 범위와 밀접하게 연관되어

---

103) 양정미, 앞의 논문, pp.2~4.
104) 정명철·문효연·김미희, 〈농업유산 등재기준에 따른 농촌 무형유산 분류체계 연구〉,《농업사연구》 13-1, 2014, p.54.
105) 이철남, 앞의 논문, p.29.

있다는 것을 인지하면서도 국제적으로 통일된 개념을 도출하지 못하는 것이 지금의 현실이다.

민간요법에 대해서 현재 국내 보호 기반도 충분하지 못한 상황에서 전통적 지식을 포괄적으로 보호하여 구속력 있는 국제규범으로 발전시키는 것은 더욱 어렵다. 따라서 전통적 지식의 개별 분야에 적합한 기존의 지식재산권 체제를 활용하여 민간요법의 전통적 지식을 보호하고자 하는 선진국의 입장을 견지하면서, 국내 전통적 지식의 현황 조사 및 자료 구축 등 향후 보호 방안에 대한 다각적인 연구를 해야 할 것이다.

민간요법에 관한 전통적 지식의 보호는 보호 목적과 보호 대상에 적합한 보호 방법의 조화가 필요하다. 특히 민간요법처럼 한 국가 안에서 전통적 기술과 내용이 중복되는 경우에는 특허나 상표권에 대한 문제가 발생할 수 있다. 이에 대한 대안으로 인명표기나 지리표기를 활용할 수 있는데, 전통적 지식의 지리적 표기106)를 통해 국내법에 의한 보호를 전제로 국제적으로도 무역 관련 지식재산권에 관한 협정에서 보호할 수 있다. 또한 무역 관련 지식재산권에 관한

---

106) 지리적 표시는 전통을 보호하고 인간 문화와 그들이 거주하는 지역·토지·환경과의 관계를 강조하고, 소유권자가 자유롭게 권리를 이전할 수 없으며, 단체의 생산 관행에 대한 권리가 지속적으로 유지된다는 점에서 토착지역공동체가 사용하기에 적합한 제도라고 할 수 있다. 일례로 지리적 표기를 한 사례는 충남 당진군 석문면 마을에서 생산되는 약쑥을 지리적 표시 단체표장으로 특허를 등록한 것이다. 이 마을에서 생산되는 약쑥은 서해 바다의 강한 해풍과 대호만의 짙은 안개를 이기며 자라는데, 그 약효가 뛰어나 약재와 찜질 재료 등 다양한 민간요법으로 사용되고 있기 때문에 지식재산으로 보호한 것이다. 《연합뉴스》, 2007. 4. 10.

협정은 지리적 표시에 대하여 독점적 권리를 설정하지 않지만, 세계 무역기구 회원국이 다양한 방식으로 규정을 이행할 수 있도록 하고 있다. 그러므로 민간요법과 같은 전통적 지식을 국제적으로 보호하기 위해서는 다음과 같은 방안을 설정할 수 있다.

첫째, 민간요법은 국내의 제도 수립을 통한 전통적 지식 보호의 활성화가 필요하다. 국내적인 제도의 수립 과정에서 전통적 지식은 각각의 분야와 해당 산업에 적합한 보호방식을 도입하여야 한다. 이를 위하여 기존 지식재산권제도를 활용할 수 있고 행정조치, 등록제도 등과 같은 독자적 제도를 설립할 수도 있다. 따라서 국가마다 제도 시행과 경험이 축적되면, 이를 토대로 보편적인 국제적 보호기준을 수립할 수 있을 것이다.

둘째, 현재 논의 중인 전통적 지식의 국제규범 초안은 보호 대상, 수혜자, 보호 범위, 제재 및 집행, 예외와 제한 등에 관한 합의사항을 기초로 가이드라인 또는 모델법으로 발전시켜 국가의 독자적 제도 구축에 유연하게 적용할 수 있도록 해야 한다.

셋째, 전통적 지식의 적극적 보호와 방어적 보호 방법을 상호 보완하는 것이 더욱 효과적인 방안이 될 것이다. 민간요법의 데이터베이스를 작성하여 선행기술로 공개하는 방어적 보호 방안과, 의료기술의 비밀 유지를 위하여 미공개 정보 보호로 전통적 지식을 보호하는 방안은 상호 보완의 예가 된다.

마지막으로 민간요법 등 전통적 지식의 국제적 보호를 위해서는 상대 국가의 보호 기준을 국내에서 인정하도록 하는 상호 인정 방식이 적합하다.[107)]

이와 같은 보호방안의 일부는 유용하지만 민간요법과 같은 전통

---

107) 정명현, 앞의 논문, pp.210-2.

적 지식의 보호에 관한 모든 요구와 기대를 충족하기에는 부족한 부
분이 많다. 그러나 특허권, 실용신안권, 저작권 등 지식재산권이나
무형문화재법 등 다양한 형태의 제도를 활용하고, 유럽, 미주, 아시
아 등 국가별 제도와 관행적 경험을 정책 모델로 공동 정책의 목표
와 효과적인 관리 방안을 수립하여 잠재적으로 국제 규범의 발전을
위한 기초를 세워야 한다. 또한 전통 민간요법의 보호에서 충족되지
않은 실질적인 문제를 명확하게 규명하여, 전통적 지식의 보유 공동
체와 전문가 그룹, 산업계와 관할기관이 함께 균형 있고 실효성 있
는 제도 수립에 합의해 나가야 할 것이다.

　다행한 것은 현실적으로 다양한 무형문화유산들은 저작권, 특허
권, 상표권 등에 의해 소극적으로 보호받고 있으며, 전통적 지식에
요구되는 보호 수준은 현행 제도의 활용과 방어적 보호, 그리고 적
극적 보호 제도를 통해 발전되고 있다는 점이다. 그러므로 민간요법
에 대한 전통적 지식의 보호제도를 적용하여 이에 관한 경험과 사례
가 축적되면, 전통적 지식의 보호에 관한 국제규범 논의를 더욱 실
질적인 국제적 보호방안으로 수렴해 나갈 수 있을 것이다.

제8장 결어

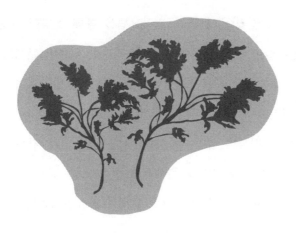

인간은 누구나 건강하기를 원한다. 그리고 건강하고자 하는 권리는 모든 사람에게 있다. 따라서 국가는 국민이 건강을 유지하는 데 필요한 국가적 의료 제도와 국민의 안녕을 보장하여야 한다. 헌법 제36조 제3항에 따라 모든 국민은 보건에 관하여 국가의 보호를 받을 수 있기 때문이다.

인간이 건강을 영위하기 위한 수단으로 질병에 대한 치료법들이 생겨났으며, 우리나라에서는 이러한 치료법이 기존의 정통의학, 즉 한의학과 서양의학으로 정착되었다. 대다수의 국민들은 국가의 의료 제도 안에서 기본적인 국민의료로 병원을 주로 이용하며, 다음으로는 한의원에 의존하고 있다. 하지만 이러한 제도적 의료를 통해 병을 고치지 못하는 경우에는 대부분의 환자들이 비제도권의 민간요법, 보완대체의학을 선택한다.

대중이 민간요법적인 치료행위를 선택하는 것은 기존의 정통의학에서 불치판정을 받은 환자가 민간요법을 통해 질병이 호전되거나 완치된 사례들이 있기 때문이다. 또한 과다한 의료비 문제도 환자들이 기존의 정통의학적인 치료를 선택하기보다는 민간요법을 선택하게 하는 원인이 된다.

민간요법은 전통적 공동체가 보유하고 있는 의료 지식을 총칭하는 것으로 문화적·환경적·가족사적 요인이 녹아 있는 자연적 치료 방법이다. 최근에는 각종 미디어를 통해 민간요법에 대한 관심이 다시 집중되고 있는데, 현대의학의 한계와 의료 불균형을 해소할 수 있는 방안으로 민간요법이 대두되고 있기 때문이다.

또한 세계 여러 나라에서는 기존의 의료체계를 변화시킬 정도로 민간 전통의학에 대한 관심이 높아서 이에 대한 법적인 보호와 연구, 투자가 증가하고 있다. 이러한 국내의 관심과 세계적 의료 현실을 고려하면, 이제는 우리의 민간요법에 대한 새로운 이해가 필요하다. 우리나라의 의료분야에서 민간요법의 제도화 또는 보완대체의학의 도입은 이제는 찬반 논쟁을 벗어나 이미 현실적으로 고려하지 않으면 안 되는 긴요한 문제가 되고 있다.

그러나 현재 우리나라에서 민간요법의 전망은 그리 밝지 않다. 용어 정립의 문제만 해도 '민간의료요법', '보완요법', '대체요법', '보완대체의학' 등이 서로 혼용되어 사용되는 등 제대로 된 개념 정리조차 이루어지지 못한 실정이다. 우리의 민간요법은 전통적으로 지역에서 계승되어 내려온 지역적 민간요법과 외국에서 사용되는 민간요법을 포함하는 개념인 보완대체의학, 그리고 역사적으로 오랜 전통을 가지고 있지만 의료제도에 편입되지 못하고 시행되는 비제도권의 전통의학적 민간요법으로 나누어진다.

지역의 전통적 민간요법은 미비한 연구와 제도적 보호가 전무하여 현재 대부분 소실되고 있는 실정이다. 전통의학적 민간요법의 경우도 침사, 구사들은 질병의 치유에서 누구보다 뛰어난 감각과 기술을 전수받았지만 대학교육이나 의사면허를 받지 못했다는 이유만으로 비제도권에서 활동하고 있으며, 그들의 비법과 비방들은 고령자들의 사망과 함께 사장되고 있다. 또한 서구에서는 기존 정통의학을 보완하고 대체한다는 의미에서 보완대체의학의 범주에서 민간요법

242   제8장 결론

을 이용하고 있지만, 자국의 민간요법과 한의학 치료가 제도적으로
허용되고 보호된다는 측면에서 현재 우리나라의 비제도권인 민간요
법의 개념과는 차이가 있다.

일부에서는 민간요법이 서양의학의 개념인 보완대체의학의 범주
에 포함되어 있다고 생각하지만 이는 서양문화를 우월하게 생각하는
인식이 반영된 것이다. 민간요법은 예로부터 사람들 사이에서 전해
내려오는 치료법을 의미하지만, 서양에서 말하는 보완대체의학의 의
미는 각 민족의 고유한 전통의학을 총칭하는 것으로 서양의학의 치
료 방법에 속하지 않는 치료법을 말한다.

근래에는 환자의 질병치료에 대한 자기 치료결정권 인식이나 자
가치료 경향이 확산되고 있다. 현대의 의료제도권에서는 진단과 치
료과정에서 고의, 과실이 있는 경우가 아니면 대부분 치료 결과에
대한 책임을 회피하고 있다. 그러므로 자신의 건강과 질병관리를 어
떠한 방법으로 할 것인지에 대해서는 직접 선택할 수밖에 없는 문제
이며 그 결정권은 본인에게 주어지는 것이 타당하다.

문제는 질병의 치료 결과를 스스로 감수할 수밖에 없는 환자에게
국가는 법적으로 인정한 제도적 치료만으로 의료 선택권을 제한하고
있다는 점이다. 그래서 질병의 치료라는 관점에서 고유의 민간요법
을 배척하는 것이 아니라 보완대체의학이나 전통의학이 활성화되어
있는 나라들의 보건의료제도를 참고하여 법제도를 개선해야 할 필요
가 있다. 민간요법의 치료행위를 통해 환자의 질병이 완치된 사례가
수십 년 동안 누적되어 있음에도 불구하고 그 치료행위를 불법으로

형사 처벌하는 것은 환자의 자기치료결정권을 원천적으로 막는 것이
기 때문이다.

보완대체의학과 전통 치료법이 발달하고 있는 미국이나 중국, 일
본뿐만 아니라 그 이외의 많은 나라에서는 기존의 서양의학에 대한
문제점을 인식하여 오래전부터 보건의료제도를 보완하여 왔다. 선진
국의 의료체계는 환자의 의료선택권과 질병치료의 관점을 받아들여
민간요법과 같은 비제도적 치료행위를 적극적으로 수용하고 있다.
환자의 의료선택권은 민간요법을 선호하는 의료시장의 수요 변화로
이어지고 있다. 현실적으로 기존의 의료체계를 변화시키지 않으면
질병 치료나 의료경제의 차원에서 세계적 우위를 선점할 수 없기 때
문이다.

구체적으로 미국의 여러 주에서는 세계 여러 나라의 전통의학을
보완대체의학의 범주에 두고 있으며, 중국은 민간요법의 모태라고
할 수 있는 중의학의 세계화를 통해 가시적인 성과를 거두고 있다.
그리고 일본은 침사, 구사, 안마·마사지·지압사 등의 의료유사업자
를 제도적으로 인정하고 있고, 영국의 의사는 환자에게 도움이 된다
고 확신되면 어떤 형태의 보완대체의학도 사용할 수 있다. 독일은
의사가 자기 양심에 따라 진단과 치료 방법을 자유롭게 선택하여 의
료행위를 할 수 있도록 허용하고 있다. 이는 전 세계적으로 전통 민
간요법에 대한 관심이 지속적으로 증가하고 있다는 것을 방증한다.

우리나라의 민간요법에 대한 제도는 전통의학적 민간요법사의 경
우 1962년 3월 20일 이전에는 접골사 또는 침구사 자격을 취득하여

합법적인 의료유사업을 할 수 있었다. 그러나 이에 관한 자격제도가 폐지된 지 50여 년이 지나 현재 자격을 갖고 있는 의료유사업자는 극히 소수에 불과하다. 현행 의료법 제2조에는 "의료인이란 보건복지부장관의 면허를 받은 의사·치과의사·한의사·조산사 및 간호사를 말한다"고 정의하였다. 제5조와 제11조에서는 의료인의 면허, 결격사유, 국가시험, 응시자격, 면허의 조건 및 등록에 관한 상세한 규정을 두는 한편, 제81조 제1항은 앞의 부칙 제3항의 취지에 따라 "이 법이 시행되기 전의 규정에 따라 자격을 받은 접골사, 침사, 구사(이하 "의료유사업자"라 한다)는 제27조에도 불구하고 각 해당 시술소에서 시술을 업으로 할 수 있다"고 규정하고 있다. 따라서 오늘날 의료행위를 할 수 있는 의료인은 실질적으로 의사, 치과의사, 한의사, 조산사 및 간호사에 한정되어 있다.

질병을 치료하는 데 일부 무자격자의 무분별한 의료행위는 통제되어야 하겠지만, 의료인에 의한 치료행위와 오랜 기간 수련한 전문적인 민간요법사에 의한 치료행위 가운데 개인이 가장 적절하다고 판단되는 치료행위를 제노석으로 선택할 수 있어야 한나. 부작용의 위험성이 크지 않은 민간요법의 치료행위에 대해서는 치료에 대한 자격제도를 만들어 국민이 저렴한 비용으로 손쉽게 치료받을 수 있는 방안을 마련하는 것이 필요하다.

의료에 대해 다양한 관점에서 치료를 받기 위해서는 먼저 민간요법에 대한 사회적 공인 및 이에 관한 연구와 제도적 보호가 선행되어야 한다. 민간요법은 우리 전통의학의 경험적 지식으로서 의료문화적 활용가치가 높음에도 불구하고 비제도권이라는 인식 때문에 이에 대한 개념과 범주의 정의나 관련 연구는 미비하다. 일차적으로는 학계의 관심 부족뿐만 아니라, 기능 위주의 단편적·경험적 지식이 민간요법 종사자의 머릿속에 들어 있어, 관련 자료들을 효율적으로 수집하기가 어렵다는 점도 문제이다.

그리고 비제도권의 민간요법적인 치료행위는 대부분 미디어나 서적으로만 접할 수 있어서 정확한 의료정보를 제공받지 못하여 환자들이 제대로 된 치료를 받기에는 어려운 상황이다. 특히 민간요법에 관한 일부 저서나 인터넷 정보는 치료 방법의 연원이나 시행 과정에 대한 이해가 부족하여 일반인에게 혼란을 주거나, 약물 남용으로 피해를 일으킬 수도 있다. 또한 민간요법을 통해 치료가 가능한 질환이라고 할지라도 비제도권에서 시행되기 때문에 치료에 대한 법적인 보호가 미비하고, 국가적 지원을 받지 못하는 상태에서 환자들이 치료비를 부담할 능력이 되지 않는다면 선택이 더욱 불가능하다.

국내외적으로 민간요법에 대한 법적 보호를 위해서는 민간요법의 전통적 지식과 치료 방법을 지식재산권과 무형문화유산으로 등재할 수 있다. 우리나라 현행 지식재산권 제도에서 특허법의 보호를 받을 수 있는 민간요법은 특정 질병에 치료 효과가 있는 식이요법과 약초요법(가전비방, 비법 포함)이 있다. 식이요법이나 약초요법은 민간요법의 전통적 지식으로부터 유래한 발명으로 간주하여, 특허의 요건을 충족시키는 경우이기 때문이다. 민간요법에 대한 가전비방이나 비법은 개인의 비법 형태로 존재하는 경우가 있는데, 이와 같은 치료 방법은 부정경쟁방지 및 영업비밀보호에 관한 법률을 적용하여 보호될 수 있다.

또한 특정 질병에 치료 효과가 있는 뜸요법, 침요법, 부항요법, 안마요법, 온천요법, 지압요법 등과 같은 요법들은 가정에서 자가치료로 사용할 수 있는 치료기와 보조물품 등이 실용신안법으로 보호될 수 있다. 이와 같은 치료기구에 대한 법적 보호규정은 민간요법의 전통적 지식 자체를 보호하는 것은 아니지만, 간접적으로 민간요법의 전통적 지식을 보호할 수 있다.

그러나 특정질병에 치료효과가 있는 기공요법이나 정골요법, 주술요법 등은 지식재산권으로 보호될 가능성이 희박하다. 특히 특정 질병에 치료 효과가 있는 주술요법은 과거 의술이 발달하지 않았을 때 사용된 치료 방법으로서 지금도 소수의 사람들이 사용하고 있지만, 치료 방법이라기보다는 일종의 문화현상으로 간주하여 무형문화유산으로 보호하는 것이 타당할 것이다. 이는 콜롬비아의 유루파리 재규어 샤먼의 전통지식이 2011년, 말라위의 빔부자 치유 의식 춤이 2008년에 세계무형문화유산으로 지정되었기 때문에 우리나라의 주술요법 또한 같은 범주에 포함될 수 있다는 것을 시사한다.

현재 특허법, 실용신안법, 상표법, 저작권법, 부정경쟁방지 및 영업비밀보호에 관한 법률 등 재산권에 관한 주요쟁점의 합의 등 해결되지 않은 과제가 많이 남아 있다. 보호대상과 권리 인정의 측면에서도 일반적인 국제적 합의가 도출될 수 있을지 여부는 아직 불투명하지만, 현행 제도의 활용과 방어적 보호, 제도에 의한 적극적 보완을 통해 많은 부분이 충족될 수 있는 방향으로 발전될 수 있다. 민간요법의 전통적 지식 보호에 관한 국제규범 논의를 반영하여 전통적 지식 보호 제도가 활성화되고 이에 관한 경험과 사례가 축적되면, 더욱 실질적인 국제적 보호 방안으로 수렴해 나갈 수 있을 것이다. 민간요법의 제도적 보호를 통해 단순히 국민의 건강을 증진시킬 뿐만 아니라 신약개발이나 의료관광 등과 같이 경제적 가치를 지닌 의료산업으로 활용할 수 있다.

이 책에서 민간요법을 활성화하기 위한 두 가지 방안을 제언한다. 첫 번째는 민간요법을 하나의 직업군으로서 구체화시키는 방안이다. 환자들이 민간요법을 사용하는 이유는, 민간요법은 간단한 자가치료나 시술을 통해 높은 치료 효과를 나타내며 비용이 저렴하고 편의성이 높기 때문이다. 그러므로 민간요법의 활성화와 제도화를 정착시키기 위한 가장 현실적인 방안은 관련된 직업군을 형성하는 것이다.

이미 중국이나 미국, 독일, 일본 등 여러 나라에서는 자격제도를 통한 인적자원 개발을 중요한 국가 정책으로 인식하고, 세계의 흐름에 장·단기간으로 대응하기 위해 국가기술자격 제도를 변화시키고 있다. 따라서 우리나라도 인적자원의 개발이 국가 경쟁력을 결정하는 핵심요인이라는 전제 아래, 국가자격 제도의 개선을 위해 노력해야 할 것이다. 민간요법에는 지역의 전통적인 요법과 함께 비제도권의 전통의학적 민간요법사들이 존재하므로, 한의학의 하위 범주로써 전문 접골사와 침구사, 약초사를 통해 새로운 의료체계를 정립하는 것도 하나의 방안이 될 것이라 생각한다.

두 번째는 민간요법의 전통적 지식과 치료 방법에 대한 데이터베이스화 방안이다. 민간요법이 우리 고유의 것임을 증명하기 위해서는 단순한 주장만으로는 가능하지 않다. 민간요법의 전통적 지식과 치료 방법을 보호하기 위해서는 세계지식재산권기구와 UNESCO, 세계무역기구 등에서 인정하는 정기 간행물이나 논문, 세미나 등에 기록으로 남기거나 전통적 지식 데이터베이스에 등재되어야 한다.

2010년 체결된 나고야 의정서를 통해 여러 나라 민간요법의 전통적 지식이나 치료 방법에 대한 특허를 얻기 위해서는 전통적 지식을 제공한 상대국과 협상을 해야 한다. 지금까지는 상대국에 지불해야 할 로열티가 없었지만, 앞으로는 버드나무와 천수근, 팔각 등에서 유효성분을 추출해 특허를 받아서 제품을 판매하는 경우 반드시 그 전통적 지식 보유국에 이익의 일부를 환원해야 한다는 것이다.

이는 빠른 시일 내에 우리도 자국 민간요법의 전통적 지식과 치료 방법에 대한 데이터베이스를 확보해야 한다는 것을 의미한다. 외국의 연구진이 우리 고유의 민간요법을 무단으로 채집하여 특허를 획득한다면 데이터베이스에 저장된 기록을 통해 우리의 권리를 주장할 수 있기 때문이다. 그러므로 민간요법의 전통적 지식과 치료 방법에 대한 국제적인 경쟁이 치열해진 상황에서 우리 고유의 치료 방법에 대한 연구는 매우 중요하다.

세계 여러 나라에서는 민간요법 등의 전통적 의료지식을 의료산업 분야의 새로운 경제적 수익을 창출하는 중요한 자원으로 인식하여 관련 분야에 대한 투자와 시장규모 또한 지속적으로 증가하고 있다. 그래서 민간요법의 전통적 지식과 치료 방법에 대한 보호는 사회적, 경제적, 문화적, 환경보전 등의 이유로도 중요하다.

사람의 건강을 증진시키고 질병을 치료하는 행위는 본질적으로 '선'을 지향하는 것이다. 이때 '선'이란 제도권과 비제도권을 구분하는 것이 아니라 자신에게 맞는 치료 방법을 선택하는 것이다. 제도적으로 공인된 기존의 의료행위조차도 그 근본은 수천 년의 민간요법에 대한 의료경험의 축적에 지나지 않는다. 따라서 일반인이나 환자는 그들이 건강함을 유지할 방법을 선택할 수 있는 권리를 존중받아야 한다. 이제는 서양의학적인 치료와 한의학적인 치료, 보완대체의학적인 치료, 민간요법적인 치료를 구분하기보다는 사람이 중심이 되어 질병을 다스리는 '선한 의학'을 지향해야 할 것이다.

참고문헌

1. 원전류

김종서, 민족문화추진회, 《高麗史節要》, 신서원, 2004.

석당학술원, 《高麗史》 世家3, 경인문화사, 2008.

세종대왕기념사업회, 《언해태산집요》, 세종대왕기념사업회, 2010.

송지영, 《장자》, 신원문화사, 2014.

유재건, 《이향견문록》, 글항아리, 2008.

일연 지음/김원중 옮김, 《삼국유사》, 을유문화사, 2002.

조희룡 지음/실사학사고전문학연구회, 《壺山外記》, 한길아트, 1999.

최웅, 《青邱野談》, 국악자료원, 1996.

한국한의학연구원, 《醫方合部·村家救急方》, 북스앤피플, 2007.

허준 지음/동의문헌연구실 옮김, 《東醫寶鑑》〈內徑篇〉, 법인문화사, 2005.

_____, 《東醫寶鑑》〈雜病篇〉, 법인문화사, 2005.

허준 지음/안상우 옮김, 《諺解救急方》, 보건복지부, 2014.

_____, 《諺解痘瘡集要》, 보건복지부, 2014.

《世宗實錄地理志》, 국사편찬위원회(http://sillok.history.go.kr).

《朝鮮王朝實錄》, 국사편찬위원회(http://sillok.history.go.kr).

2. 단행본

과학백과사전종합출판사, 《동의학사전》, 여강출판사, 1989.

경기도박물관, 〈민간의료와 속신〉, 《경기민속지》, 1998.

국립문화재연구소, 《민간의약》, 신유, 1997.

김석봉, 《신향토명의》, 한솜미디어, 2004.

멜빈 코너 지음/소의영 옮김, 《현대 의학의 위기》, 사이언스북스, 2001.

문화방송, 《韓國民間療法大全》, 금박출판사, 1988.

문화재관리국, 《한국민속종합조사보고서》, 문화재관리국, 1969.

문화재관리국, 유네스코한국위원회, 《무형문화재 보존을 위한 제 방법론 : 무형문화재 보존방법론 개발 국제정책회의 보고서》, 문화재관리국, 유네스코한국위원회, 1996.

_____, 《한국전통의료의 민속지》, 경인문화사, 2009.

박경용·김필성, 《접골사 구술생애사 연구》, 한국한의학연구원, 2012.

산청군, 《약초와 민간요법 기행》, 산청군, 2009.

세계보건기구/대한공중보건의사협의회 옮김, 《세계보건기구 서태평양지구 전통의학 발전 전략》, 제20대 대한공중보건의사협의회, 2008.

안덕균, 《民間療法》, 대원사, 1997.

_____, 《한국의 민간요법》, 대원사, 1991.

안보철, 《병이 달아나는 신 건강법》, 삼호미디어, 2009.

안윤수·박덕병·김미희 외, 《전통지식과 지식재산권》, 농촌진흥청, 2009.

윤선희, 《지적재산권법》, 세창출판사, 2007.

의과학원 동의학연구소, 《韓國의 民間療法》, 가서원, 1991.

이동훈·이창배, 《지식재산권법》, 동방문화사, 2010.

이상훈, 《한국 민간요법 발굴 조사 보고서》, 한국한의학연구원, 2013.

이승훈·박강익·홍기갑, 《지식재산권론》, 法文社, 2009.

이시영, 《조상들의 민간요법》, 대광, 2008.

장용운, 《행복이 담긴 선물》, 경성라인, 2006.

장준근, 《산야초 건강학》, 넥서스, 2003.

전병재·안계춘·박종연, 《한국사회의 전문직업성 연구》, 나남출판, 1995.

정상조, 《지적재산권법》, 홍문사, 2004.

진태준, 《제주도의 민간요법》, 의원사, 1977.

최선미, 《민간요법 활용기반 구축사업》, 미래창조과학부/한국한의학연구원, 2012.

한국한의학연구원 편, 《세계 각국의 전통의학 제도 조사 '98》, 한국한의학연구원, 1998.

한지원, 《조선총독부 의료민속지를 통해 본 위생풍습 연구》, 민속원, 2013.

함한희 엮음, 《무형문화유산의 이해: 전승·보전 그리고 인벤토리》, 전북대학교 20세기 민중생활사연구소·문화재청, 2012.

허정, 《에세이 의료한국사》, 한울, 1995.

3. 논문

고광국, 〈전통지식의 지적재산권보호〉, 충남대학교대학원 박사학위논문, 2006.

고보경 외, 〈아토피 피부염 환자의 민간요법에 관한 연구〉, 《대한피부과학회지》 39, 2001.

고정의·김광중, 〈한의학 임상틀에 따른 민간요법 분석 : 부인과 질환에 사용할 수 있는 민간요법을 중심으로〉, 《제한동의학술원논문집》 3-1, 1998.

구현희·오준호, 〈질병치료와 공공의료에 활용된 조선시대 목욕요법 연구〉, 《민족문화》 제40집, 2012.

권이구·강지현, 〈울릉도민의 1차적 의료체계와 민간요법〉, 《울릉도 독도의 종합적 연구》, 1998.

김대원, 〈18세기 민간의료의 성장〉, 《한국사론》 39, 1998.

김동우, 〈티벳 의학과 한의학〉, 《소문학회지》, 2001.

김미정, 〈대체의학의 문제점과 대처방안에 대한 고찰〉, 《한국사회혁신학회보》 제4권, 2013.

김상돈, 〈충북 옥천지역의 민간요법 전승 실태와 그 성격〉, 한남대학교 교육
　　　　대학원 석사학위논문, 2002.

김승찬, 〈가덕도의 기층문화조사〉, 《국어국문학》 27, 1990.

김영주·정재민, 〈신규 채널의 시장 진입에 관한 연구〉, 《미디어경제와 문화》
　　　　11, 2013.

김준교·박우귀, 〈종편 모기업의 공신력과 평판이 종편채널 시청의도에 미치
　　　　는 영향에 관한 연구〉, 《한국광고홍보학보》 14, 2012.

김태곤, 〈民間醫療의 實態와 原理 －信仰治療를 中心으로〉, 《정신건강연구》,
　　　　1983.

김태용, 〈民間療法의 體系化에 대한 研究〉, 동의대학교 석사학위논문, 2010.

김형주, 〈민간주술요법과 그 형태 유형 : 부안지방의 자료를 중심으로〉, 《비
　　　　교민속학》 13, 1996.

남양주시, 〈민간의료와 속신〉, 《남양주시사》 3, 2000.

류정아·정창현, 〈臨産 醫論과 醫方에 대한 文獻考察〉, 《대한한의학원전학회지》
　　　　25-1, 2012.

박경용, 〈전통 침구의 단절과 침구사의 존립양상〉, 《한국학논집》, 2008.

＿＿＿, 〈전통의료 ‘경험지’의 의료문화사적 가치와 집성 및 활용방안〉, 《사
　　　　회과학 담론과 정책》 제2권, 2009.

＿＿＿, 〈산청(山淸)지역 민간요법의 실재와 전승양상〉, 《실천민속학연구》
　　　　18, 2011.

＿＿＿, 〈생애사적 맥락을 통해 본 전통지식으로서의 민간요법〉, 《역사민속
　　　　학》 제38호, 2012.

＿＿＿, 〈접골사(接骨士)의 구술생애사를 통해 본 접골 의료문화〉, 《실천민속
　　　　학연구》 21, 2013.

박미진·정복례, 〈유방암환자의 민간요법〉, 《한국간호과학회지》 25-3, 1998.

박수진, 《《村家救急方》의 書誌學的 研究〉, 충남대학교대학원 석사학위논문,
　　　　2009.

배선재, 〈동북아지역 WHO 전통의학 연구협력센터의 새로운 역할〉, 《동서의
　　　학연구소 논문집》, 2007.

백선희, 〈한국샤머니즘(巫)과 민속춤의 치유성에 관한 연구〉, 《한국언어문학》
　　　74, 2010.

백춘기, 〈지리산권 민간요법 활용실태에 관한 연구〉, 대전대학교 보건스포츠
대학원　석사학위 논문, 2005.

변무웅, 〈독일의 민간의술자 법률〉, 《한양법학》 제20권, 2009.

보건복지부/한국한의학연구원, 〈세계 대체의학시장의 현황 및 향후 전망에
　　　관한 연구〉, 보건복지부, 2007.

보건복지부, 〈제2차 한의약육성발전계획〉, 보건복지부, 2011.

서강태, 〈동의보감 탕약편에 수록된 본초의 분류〉, 경성대학교 박사학위논문,
　　　1997.

선미경, 〈병굿의 무용치료적 기능에 관한 연구: 두린굿을 중심으로〉, 이화여
　　　자대학교 대학원 석사학위논문, 1990.

안상경, 〈충청도 병굿의 문화산업화 진단〉, 《어문연구》 82, 2014.

양희진, 〈전통지식의 보호와 지적재산권〉, 《다른 과학》, 2001.

양정미, 〈무형문화유산의 지적재산권 보호방안 연구〉, 한서대학교 석사학위
　　　논문, 2013.

양정필·여인석, 〈삼국-신라통일기 인삼 생산과 대외교역〉, 《醫史學》 13-2,
　　　2004.

엄수경, 〈남원시 운봉읍의 민간요법〉, 《남도민속연구》 18, 2009.

＿＿＿, 〈고창군 해리면의 민간요법〉, 《남도민속연구》 20, 2010.

엠브레인트렌드모니터, 〈종합편성채널(종편)관련 인식 조사 2014년 1월〉, 리
서치보　고서, 2013.

염창환, 〈민간요법의 실태와 문제점〉, 《한국호스피스완화의료학회 2006년도
　　　동계학술대회 자료집》, 2006.

오세창, 〈韓醫學에서의 民間療法 位相設定 및 受容方案〉, 대구한의대학교 박사
　　　학위논문, 2001.

_____, 〈《東醫寶鑑》에서 單方 민간요법이 주는 의미〉, 《동의생리병리학회지》 20-1, 2006.

오정미·김기덕, 〈민간요법의 현대적 존재양상의 일고찰 : 이의영 촌장의 <명품 산야초>를 중심으로〉, 《통일인문학논총》 제57집, 2014.

원보영, 〈민간의 질병인식과 치료행위에 관한 의료 민속학적 연구〉, 한국학중앙연구원 한국학대학원 박사학위논문, 2008.

_____, 〈조선후기 지역 민간의료 체계의 발전사〉, 《국사관논총》 제107집, 2006.

유왕근, 〈서구 각국의 대체의료에 관한 최근동향〉, 《보건교육건강증진학회지》 15-2, 1998.

유태우·김병익·김진봉 외, 〈독성 간손상 관련 한국인의 약물복용 실태와 건강비용 조사〉, 《대한간학회지》제13권, 2007.

윤석정, 〈의료법상의 무면허의료행위〉, 대검찰청, 1978.

이경록, 〈고려시대 의료사 연구〉, 성균관대학교 일반대학원 박사학위논문, 2009.

이경우·이기설·박희, 〈진천군 민속조사 보고서〉, 《鎭川의 民俗》 1997, 1997.

이규창, 〈한국의속 조사연구 : 전북지방을 대상으로〉, 《論文集》 7, 1984.

이두진, 〈제주 아홉고랑풀의 사례를 통해 본 약초 지식의 탄생〉, 《한국학연구》 37, 2011.

이봉효·박지하·이상남, 〈티벳 전통의학에 관한 고찰〉, 《대한예방한의학회지》 제14권, 2010.

이수진·김경신·김병수, 〈동서의학의 인체에 대한 관점 비교 고찰〉, 《혜화의학회지》 19-1, 2010.

이정화, 〈노인의료서비스에서 수지침요법의 활용에 관한 硏究〉, 계명대학교 정책대학원 석사학위논문, 2007.

이주연, 〈의료법 개정을 통해서 본 국가의 의료통제〉, 《의사학》 제19권, 2010.

이진우, 〈자연치유에서의 동방활법에 대한 고객 인식도 조사〉, 명지대학교 박사학위논문, 2011.

이철남, 〈지적재산권 관점에서 바라본 무형문화유산의 개념 및 보호방안연구〉, 《충남대학교 연구보고서》, 2011.

이태호·이혜영, 〈진복 1리 답사 보고서〉, 《민속학연구》 4-1, 1998.

이헌홍·김승찬·조태흠, 〈창녕지역의 기층문화〉, 《韓國文化硏究》 7, 1995.

이현숙, 〈고려시대 관료제하의 의료와 민간의료〉, 《동방학지》 139, 2007.

이현지, 〈동아시아 전통의학의 세계화와 의료헤게모니의 변동〉, 《사회와 이론》 22권, 2013.

장애심, 〈濟州道 巫俗祭 祭物의 民俗學的 연구〉, 이화여자대학교 대학원 석사학위논문, 1977.

장은영·윤창열, 〈티벳의학에 대한 연구《四部醫典·論說醫典》 및《四部醫典·秘訣醫典》을 중심으로〉, 《대전대학교 한의학연구소 논문집》, 2004.

전종욱·임보경·이정화, 〈한국 접골요법의 전승양태 연구〉, 《한방재활의학과학회지》 22-1, 2012.

전종욱·하승록·이정화 외, 〈한국 눈침요법의 문헌 근거와 전승 현황 연구〉, 《한국의사학회지》 24-2, 2011.

정명철·문효연·김미희, 〈농업유산 등재기준에 따른 농촌 무형유산 분류체계 연구〉, 《농업사연구》 13-1, 2014.

정명현, 〈전통지식의 국제적 보호방안에 관한 연구〉, 고려대학교 박사학위논문, 2012.

정미숙, 〈초월영성상담의 과정과 기법에 대한 접근 : 아유르베다를 중심으로〉, 《상담학연구》 13권, 2012.

정연식, 〈조선시대의 천연두와 민간의료〉, 《인문논총》 14, 2005.

정은아, 〈許浚의《諺解胎産集要》에 對한 硏究〉, 경희대학교 석사학위논문, 2003.

조성선, 〈경기도 광주군의 민속〉, 《畿甸文化硏究》 14, 1985.

_____, 〈경기도 김포군의 민속〉, 《畿甸文化硏究》 15, 1986.

_____, 〈경기도 파주군의 민속〉, 《畿甸文化硏究》 16, 1987.

_____, 〈경기도 고양군의 민속〉, 《畿甸文化硏究》 17, 1988.

조창희, 〈중소도시지역 민간의료시술자 연구〉, 《담론 201》 14-2, 2011.

조효순, 〈우리나라 沐浴의 풍속사적 硏究〉, 《한국복식학회지》 제16집, 1991.

최준영, 〈외국의 보완요법현황〉, 《의료정책포럼》 제5권, 2007.

충청매장문화재연구원, 〈천안 유통단지 예정부지 내 문화유적 지표조사보고
　　　서〉, 한국토지공사, 2000.

한국보건산업진흥원, 〈2014년 식품산업 분석 보고서〉, 한국보건산업진흥원,
　　　2014.

　　　　　　　　　, 〈외국 및 우리나라의 유사의료 운영 실태조사〉, 보건복
　　　지가족부, 2008.

한지원, 〈1910년대 《朝鮮衛生風習錄》에 나타난 식민지 위생조사와 의료민속
　　　실태〉, 《역사민속학》 제39호, 2012.

한지원·김진희·이상훈, 〈전통 민간요법 발굴 및 활용을 위한 기초연구〉, 《인
　　　문콘텐츠》 제30호, 2013.

한창현, 〈북한 전통의학의 시대적 발전과정 및 의료체계〉, 《한국한의학연구
　　　원논문집》, 2007.

한창현, 〈세계 전통의학 연구거점 기반구축 사업: 인도, 티벳, 마야, 인디언
　　　전통의학〉, 한국한의학연구원, 2010.

한창현,·박지하·이상남, 〈아유르베다와 티베트 의학의 기본이론과 한의학과의
　　　비교 고찰〉, 《한국한의학연구원논문집》 제16권, 2010.

황중서, 〈보완대체의학의 세계화와 한의학의 발전방안〉, 《한의학연구소 논문
　　　집》 제20권, 2012.

4. 미디어 및 홈페이지

KBS 9시뉴스, 2014. 12. 9.

KBS, 2015. 4. 9.

MBC 8시뉴스, 2014. 12. 9.

258

SBS 8시뉴스, 2014. 12. 9.

《강원일보》, 2013. 5. 7.

《경향신문》, 2004. 4. 19.

《경향신문》, 2011. 7. 4.

닐슨코리아, 시청률 및 순위, 2014.

《부산일보》, 2014. 11. 6.

《서울신문》, 2015. 4. 24.

《시사저널》, 2010. 3. 16.

연합뉴스, 2007. 4. 10.

연합뉴스, 2014. 7. 8.

《의협신문》, 2012. 7. 13.

《조선일보》, 2012. 9. 13.

《충청투데이신문》, 2014. 2. 20.

《침술연합신문》, 2010. 10. 15.

통계청, 2012년 생명표.

《한국경제신문》, 2007. 4. 25.

《한국일보》, 2011. 5. 31.

《한국일보》, 2012. 10. 23.

국립국어원 표준국어대사전(http://stdweb2.korean.go.kr).

유네스코와 유산(유네스코 한국위원회)(http://heritage.unesco.co.kr).

찾아보기